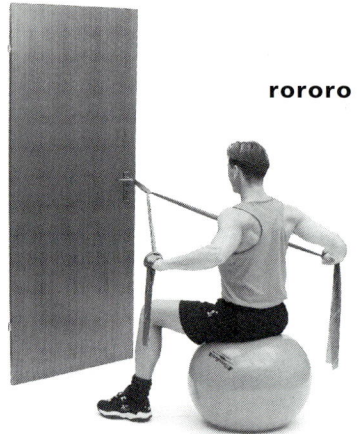

rororo sport Herausgegeben von Bernd Gottwald

Hans-Dieter Kempf

Rückentraining mit dem
Thera-Band®

FIT UND GESUND MIT KLEINGERÄTEN

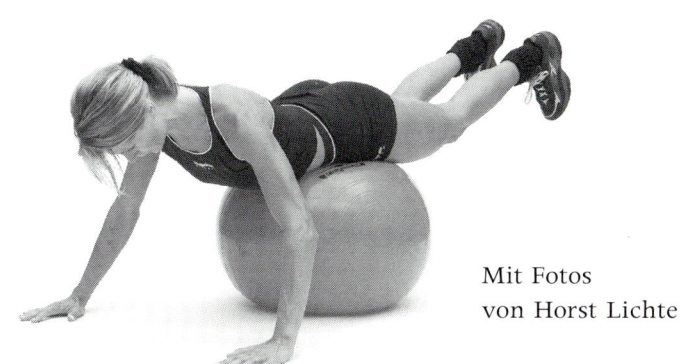

Mit Fotos
von Horst Lichte

ROWOHLT TASCHENBUCH VERLAG

4. Auflage April 2003

Originalausgabe
Veröffentlicht im Rowohlt Taschenbuch Verlag GmbH,
Reinbek bei Hamburg, April 2000
Copyright © 2000 by Rowohlt Taschenbuch Verlag GmbH,
Reinbek bei Hamburg
Redaktion Thorsten Krause
Umschlaggestaltung Büro Hamburg, Susanne Reizlein
(Foto: Horst Lichte)
Thera-Band® ist ein eingetragenes Warenzeichen
Satz Apollo PostScript, QuarkXPress 4.04
Gesamtherstellung Clausen & Bosse, Leck
Printed in Germany
ISBN 3 499 61001 9

Die Schreibweise entspricht den Regeln der neuen Rechtschreibung.

Danksagung

Danken möchte ich allen, die zum Entstehen dieses Buches beigetragen haben:
Prof. Dr. Dr. h.c. Kurt Tittel, Dr. med. Jürgen Fischer, Dr. med. Marco Gassen,
Lothar Leppert für Hinweise und Korrekturen zum Kapitel über Krankheitsbilder, Frank Schmelcher, Christian Ziegler, Andreas Strack, Tilo Späth und Jo-
hanna Rößler für die Durchsicht und Korrektur des Manuskriptes, Sigrun Krieg
und Thomas Welz für die gute Arbeit als Fotomodelle, den Firmen Reebok,
Thera-Band und Dr. Wolff für die Unterstützung, Horst Lichte, der in bewährter
Manier die Übungen fotografisch umgesetzt hat, und last but not least dem Team
vom Rowohlt Verlag, hier besonders Thorsten Krause und «Scotty» Gottwald.

Hans-Dieter Kempf

Inhalt

Einführung

Von der «Volkskrankheit Nr. 1» Rückenschmerzen scheinen Erwachsene jeden Alters, jeden Geschlechts und jeder sozialen Schicht betroffen. Die erste Periode der Rückenschmerzen kommt häufig schon zwischen dem 20. und 30. Lebensjahr. Frauen spüren Rückenschmerzen oft in der Zeit nach der Geburt eines Kindes und in der Menopause, da neben psychischer Angespanntheit auch das hormonelle Gleichgewicht gestört ist.[31]

Bewegungsmangel – eine bedeutende Ursache von Rückenschmerzen

Rücken- und Kreuzschmerzen bezeichnen ganz allgemein akute und chronische Schmerzzustände der Wirbelsäule. Es handelt sich dabei um ein unspezifisches Krankheitszeichen (Symptom), dessen wahre Ursache für die Mehrheit der Betroffenen verborgen bleibt. Die Erkrankungen der Wirbelsäule sind ebenso komplex wie ihr Aufbau und ihre Funktion, und häufig sind weder die Ursachen noch die erkrankten Teile mit Sicherheit zu fassen. Allein für Kreuzschmerzen, damit ist eher der tiefe Rückenschmerz gemeint, gibt es über 100 Diagnosemöglichkeiten und unzählige Vorstellungen über die Entstehung dieser Beschwerden.[52]

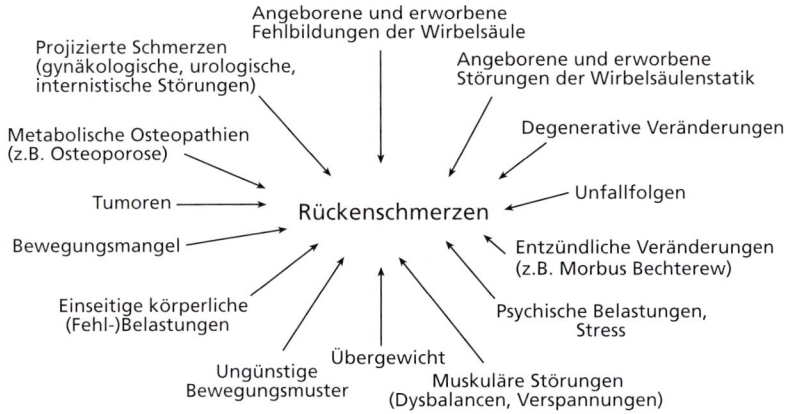

Meist wirken eine Vielzahl krank machender (Risiko-)Faktoren zusammen: eigenes Risikoverhalten, arbeits- (Arbeitsumgebung, -organisation, physische und psychische Belastungen), alltags- (familiäre Belastungen, Isolation, Umweltbelastungen, mangelnde Regenerationsmöglichkeiten) und persönlichkeitsbedingte Faktoren (Persönlichkeitsdispositionen, problematische Bewältigungsmuster).

Eine ganz besonders wichtige Rolle scheint der Faktor Bewegungsmangel zu spielen. In den 50er Jahren wies der Kennedy-Arzt Prof. Kraus aufgrund umfangreicher klinischer Untersuchungen sehr deutlich auf den Zusammenhang zwischen Rückenschmerzen und mangelndem Körpertraining hin. Bei mehr als 80 Prozent aller Patienten mit Rückenschmerzen wurden Muskeldefizite festgestellt, während bei weniger als 20 Prozent von ihnen pathologische Störungen vorlagen. Die als Kraus-Weber-Test bekannt gewordenen sechs Übungen zeigten, dass die Patienten nicht über die nötige Muskelkraft verfügten, um ihr Körpergewicht zu meistern, und/oder ihnen die ihrer Körperlänge angemessene muskuläre Elastizität fehlte.[21] Zahlreiche Untersuchungen konnten die verringerte Rumpfmuskelkraft sowie eine reduzierte Wirbelsäulenbeweglichkeit von Rückenpatienten im Vergleich zu Normalpersonen bestätigen.

Das Problem der Inaktivität wird verständlich, wenn man bedenkt, dass die körperlichen Anlagen des Gegenwartsmenschen noch auf den Erfordernissen und Ansprüchen unserer Vorfahren beruhen. Nahrungsbeschaffung, Kampf und Flucht sowie Informationsgewinn kennzeichneten das Leben des Jägers und Sammlers. Dementsprechend waren die Leistungsvoraussetzungen auf Bewegung und Überleben ausgerichtet. Motorische Inaktivität führt zu mangelnder Leistungsfähigkeit, Befindensstörungen sowie herabgesetzter Belastbarkeit und Erholungsfähigkeit.[20] Zu schwache und zu schlaffe Muskeln können auf Dauer ihre Aufgaben für die Dynamik und Statik des Körpers nicht mehr erfüllen, was dazu führt, dass andere Strukturen überlastet werden und mit Verspannung, Verkrampfung und Schmerz reagieren. Ein Teufelskreis beginnt, der durch psychische Belastungen zusätzlich Nahrung erhält.

Die Störfaktoren, welche die Wirbelsäule betreffen, gewinnen dann an Krankheitswert, wenn sie eine gewisse Intensität und Dauer überschreiten, eine in ihrer Belastbarkeit herabgesetzte Struktur antreffen, mit anderen Faktoren kumulieren und die Kompensationsfähigkeit des Körpers überfordern. Man neigt häufig dazu, die Krankheitsursachen in den Auslösern zu sehen und weniger in den lange unterschwellig wirkenden Störfaktoren.[47]

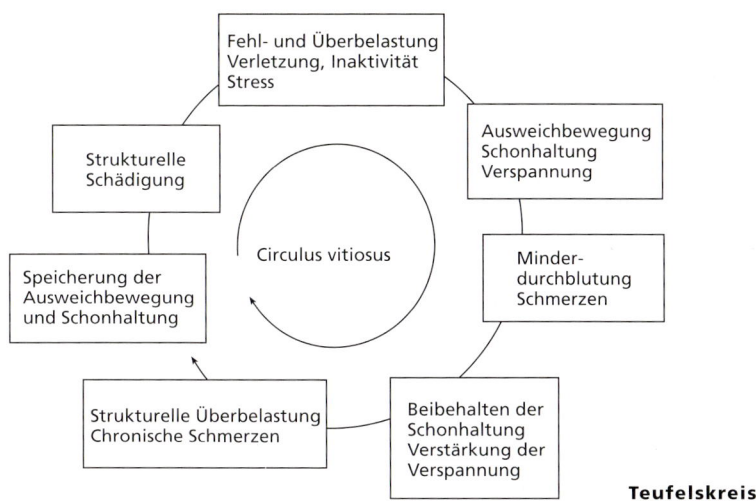

Fehl- und Überbelastung
Verletzung, Inaktivität
Stress

Ausweichbewegung
Schonhaltung
Verspannung

Strukturelle
Schädigung

Circulus vitiosus

Minder-
durchblutung
Schmerzen

Speicherung der
Ausweichbewegung
und Schonhaltung

Strukturelle Überbelastung
Chronische Schmerzen

Beibehalten der
Schonhaltung
Verstärkung der
Verspannung

Teufelskreis

Intensives Training hilft bei Rückenschmerzen

Spezielle Übungen und ein an den Funktionszustand angepasstes körperliches Training verbessern die Leistungsfähigkeit und Belastbarkeit des aktiven und passiven Bewegungsapparats. Die positiven Effekte eines intensiven Rückentrainings auf Rückenschmerz und Muskelkraft konnten in einigen Studien nachgewiesen werden.

Durch die Teilnahme an einem 12- bis 14-wöchigen Programm mit zwei Trainingseinheiten pro Woche konnten Rückenpatienten nicht nur bedeutsame Maximalkraft-Verbesserungen (Rumpf ca. 30 Prozent, Halsmuskulatur ca. 50 Prozent) erzielen, sondern auch Beschwerdefreiheit. 60 Prozent der teilnehmenden Patienten erreichten eine Reduzierung ihrer Rückenbeschwerden, sofern diese noch nicht chronisch waren.[6] In einer dänischen Studie mit 90 chronischen Rückenpatienten war die Gruppe mit einem intensiven funktionsgymnastischen Training sowohl nach Abschluss der Behandlung (3 Monate) als auch nach weiteren drei Monaten der Nachbeobachtung den anderen Gruppen mit reduziertem Programm deutlich überlegen.[33] Es zeigte sich sogar, dass auch ein unspezifisches dynamisches Krafttraining bei Rückenpatienten wirkungsvoll sein kann. Allerdings erreichten nur diejenigen Patienten eine dauerhafte Verbesserung ihres Beschwerdezustandes, die ihr Training kontinuierlich fortsetzten. Zur Aufrechterhaltung der Muskelkraft reicht dabei ein Trainingsprogramm mit reduzierter Häufigkeit, sofern die Art und Intensität des Trainings beibehalten werden.

Das entspricht auch dem Trainingsprinzip der kontinuierlichen Belastung. Wird die Regelmäßigkeit unterbrochen, so kommt es zum Leistungsabfall. Regelmäßiges Krafttraining führt zu komplexen Anpassungserscheinungen im Bereich des Nervensystems, der Skelettmuskulatur sowie im Bereich von Binde- und Knochengewebe:

- verbesserte nervale Steuerung (Rekrutierung, intramuskuläre Koordination) und muskuläres Zusammenspiel der Muskulatur innerhalb einer Bewegung (intermuskuläre Koordination),
- Vergrößerung des Muskelquerschnitts (Hypertrophie),
- verbesserter Stoffwechsel (aerob und anaerob) der Muskulatur,
- Fettabbau,
- Erhöhung des Ruhetonus der Muskulatur (Tonisierung),
- Verbesserung der Funktionstüchtigkeit des Binde- und Stützgewebes und
- Erarbeitung eines aktiven Bewegungsumfangs innerhalb des Gelenks.

Durch moderates Muskeltraining verändern sich nicht nur die körperlichen, sondern auch die emotionalen Faktoren der Menschen zum Positiven. Sportliche Betätigung kann Ihnen so helfen, die vielen körperlichen und psychosozialen Belastungen des Alltags besser zu bewältigen.

Wir stellen in diesem Buch keine Übungen an modernen Kraftmaschinen vor, wie sie im Bereich der Rehabilitation von Rückenschmerzpatienten Verwendung finden. Unser Ziel ist es, Ihnen Möglichkeiten für Ihr Rückentraining zu Hause zu zeigen. Aus diesem Grunde benutzen wir effektive und für den Hausgebrauch finanziell erschwingliche Handgeräte. Die Vorteile liegen auf der Hand:

- Sie sind handlich, benötigen wenig Platz und können somit mühelos auch auf Reisen mitgenommen werden.
- Die Belastung ist gut dosierbar, sodass sie unabhängig von Leistungsstand und Alter eingesetzt werden können.
- Sie ermöglichen neben dem Training von Einzelmuskeln in isoliert eingelenkigen Übungen vor allem das Training von ganzen Muskelschlingen in mehrgelenkigen Komplexbewegungen, was sich positiv auf die Koordination und den Ausgleich muskulärer Ungleichgewichte auswirkt.
- Hohe Vielseitigkeit ermöglicht zahlreiche Übungsvarianten und somit einen großen Abwechslungsreichtum im Training.

Rückentraining: Mehr als ein Training der Rückenmuskeln

Als Rückenmuskeln bezeichnet man in der Regel die tiefe, autochthone Rückenmuskulatur, die vornehmlich die Stabilisation und die Bewegungen der Wirbelsäule bewirken und die man aufgrund ihrer aufrichtenden Funktion auch als Rückenstrecker (lat. M. erector spinae) bezeichnet. Sie werden unterschieden von den eher platten, oberflächlich gelegenen Muskelschichten des Rückens, die zumeist auf den Schultergürtel und die Arme wirken und dabei die Wirbelsäule als Widerlager nutzen.

Rückenmuskulatur – ein komplexes Verspannungssystem

Die tiefen Rückenmuskeln verlaufen beiderseits entlang der Wirbelsäule vom Becken bis zum Hinterhaupt. Sie bestehen aus mehreren Schichten von kurzen, mittellangen und langen Muskelzügen und lassen sich bezüglich ihrer Funktion und ihrer Faserzusammensetzung in zwei Gruppen unterteilen.[6,48]

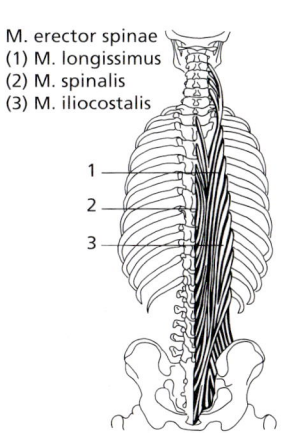

M. erector spinae
(1) M. longissimus
(2) M. spinalis
(3) M. iliocostalis

Autochthone Rückenmuskulatur

Die am tiefsten gelegenen kurzen Muskeln verbinden benachbarte Wirbel miteinander, die mittellangen Muskeln ziehen an mehreren Wirbeln vorbei. Die dynamische Funktion dieser eher kurzgliedrigen Muskelketten bestehen in der Streckung, der Seitneigung und der Drehung einzelner Wirbelsäulenabschnitte. Sie dienen somit der kontrollierten Feinsteuerung sowie einer segmentalen Stabilisation der Wirbelsäule.

Der lange, so genannte «laterale Trakt» der tiefen Rückenmuskulatur besteht aus längeren Muskelzügen, die auch an den Rippen ansetzen. Ihre Funktion besteht im Vergleich zum «medialen Trakt» in einer Bewegung der Wirbelsäule, wie Streckung und Seitneigung des Rumpfes, und in der Erhaltung der physiologischen Wirbelsäulenform.

In den nach vorne gekrümmten und gleichzeitig auch beweglichsten Abschnitten der Wirbelsäule, im Hals- und Lendenwirbelsäulenbereich, sind die Muskeln am kräftigsten. Besonders im Hals- und Nackenbereich hat sich ein sehr differenziertes System kleinster Muskeln entwickelt, durch die freie und fein gesteuerte Bewegungen des Kopfes möglich sind. Die tiefen Rückenmuskeln bilden ein kompliziertes funktionelles System, das sich mit den Seilzügen eines Segelschiffs vergleichen lässt. Über verschiedene Seilzüge unter-

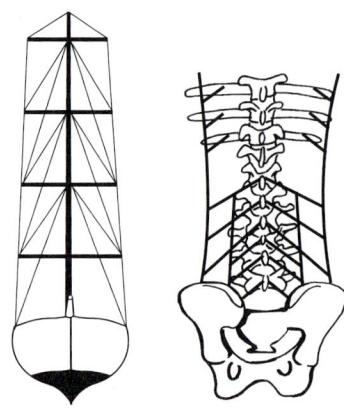

Schiffsmastmodell

schiedlicher Länge und Verlaufsrichtung (Muskelzüge) ist der Schiffsmast (Wirbelsäule) im Deck (Becken) verankert. Ist das ausgeklügelte Verspannungssystem im Gleichgewicht, so ist auch der Mast im Lot. Wird an einer Stelle das System verändert, so reguliert sich das ganze System automatisch nach. So führen schon leichte Schwankungen des Körpers im Stand zu einer Aktivierung der Rückenmuskulatur.

Bauchmuskulatur – ein wichtiger Stabilisator der Haltung

Die wichtigste Funktion der tiefen Rückenmuskeln ist der Erhalt der aufrechten Körperhaltung. Sie werden dabei besonders unterstützt von den Bauchmuskeln, die im Vergleich zur stark gegliederten Rückenmuskulatur mehr flächenhafte Züge aufweisen. Sie umschließen mit in unterschiedliche Richtungen laufenden Muskelzügen den gesamten Bauchraum wie ein breiter Muskelgürtel. Sie schützen die inneren Organe,

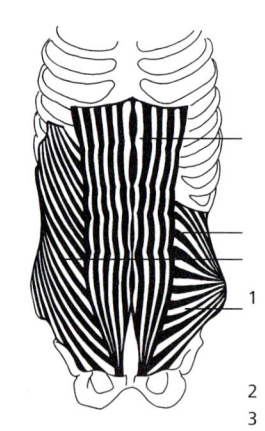

Bauchmuskulatur
(1) M. rectus abdominis
(2) M. obliquus internus abdominis
(3) M. obliquus externus abdominis
(4) M. transversus abdominis (verdeckt)

unterstützen die Atmung und entlasten über die so genannte Bauch-presse die Wirbelsäule beim Heben von Lasten. Aufgrund des langen Hebels ist die Wirkung der Bauchmuskeln auf die Wirbelsäule recht groß, weshalb sie für die Stabilisation eine wichtige Rolle spielen. Die Bauchmuskeln sind über die Lendenrückenbinde (fascia thoracolumbalis) an der Wirbelsäule verankert und somit an allen Bewegungen der Wirbelsäule bzw. bei allen Ganzkörperbewegungen beteiligt.

Die den Rumpf umgebenden Muskeln geben nicht nur dessen Bewegungsrichtung vor, sie stabilisieren auch den Rumpf in jeder Haltung gegen die Schwerkraft, was gezielte Gliedmaßen- und Kopfbewegungen erst ermöglicht. Das wird umso bedeutsamer, wenn man bedenkt, dass allein bei Oberkörperbewegungen etwa 70 Prozent der Körpergesamtmasse kontrolliert und stabilisiert werden müssen.

Die Wirbelsäule steht in enger funktioneller Beziehung zu ihren angrenzenden Bereichen. Veränderungen in der Fuß- und Beinstellung wirken sich über die Hüftgelenke und das Becken auf die Lendenwirbelsäule aus, Bewegungen der Arme über den Schultergürtel auf die Halswirbelsäule. So hält z. B. die Bauchmuskulatur gemeinsam mit der Gesäß- und hinteren Oberschenkelmuskulatur das Becken aufgerichtet. Sie wirken damit der Hüftbeugemuskulatur und der unteren Rückenmuskulatur entgegen. Eine schlaffe Bauch- und Ge-säßmuskulatur führt in Verbindung mit einer «verkürzten» Hüftbeuge- und Rücken-muskulatur zu einer verstärkten Kippung des Beckens nach vorn (Anteversion), was funktionell mit einer verstärkten Lendenwirbelsäulenvorwölbung (Hyperlordose) einhergeht. Dies bedingt eine erhöhte mechanische Belastung der Bandscheiben und Wirbelgelenke dieses Bereichs und führt in der Folge häufig zu den typischen Kreuzschmerzen. Ebenso führt eine häufig anzutreffende Verkürzung des Brustmuskels bei gleichzeitiger Schwäche der Rückenstrecker im Brustwirbelsäulenbereich und der Schulterblattfixatoren zu der typischen vornüber geneigten Haltung mit nach vorne gezogenen Schultern. Überlastungserscheinungen im Bereich des Brustkorbs sind häufig die Folge.

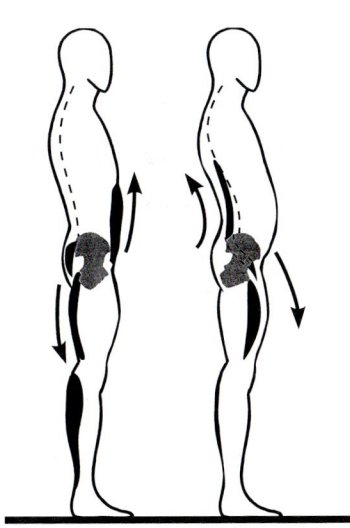

Veränderte Beckenstellung durch muskuläre Dysbalance

Muskelschlingen bestimmen unsere Bewegungen

Die Wirbelsäule steht nicht nur zur Bauch- und Rückenmuskulatur in engem Zusammenhang, sondern über so genannte Muskelschlingen und Muskelketten auch zu Muskeln des Schultergürtels, des Schultergelenks, des Beckengürtels sowie des Hüftgelenks. Dabei wird deutlich, dass es sich sowohl bei statischen wie auch bei dynamischen Bewegungen um sehr komplexe Vorgänge handelt, die nicht nur von einer dosierten Aktivierung eines einzelnen Muskels abhängen, sondern vielmehr von dem koordinierten Zusammenspiel aller funktionellen Muskelgruppen. Die Strecker- und Beugerschlingen laufen über den ganzen Körper und verdeutlichen das vielfältige, ineinander greifende Muskelspiel bei der Körperstreckung und -beugung.

Die schrägen Bauchmuskeln sind eingebettet in zwei große Muskeldiagonalen, die sich im Körpermittelpunkt überkreuzen und denen bei allen Seit- und Rotationsbewegungen des Rumpfes eine große Bedeutung zukommt.

Der breite Rückenmuskel bildet gemeinsam mit dem großen Gesäßmuskel der Gegenseite eine wichtige rückwärtige Vergurtung von Wirbelsäule und Becken, deren Stellungen sie wesentlich beeinflussen. Sie ermöglichen als «Hüter des labilen Körpergleichgewichtes» neben einer Balance- und Reaktionsfähigkeit auch Geh- und Trittsicherheit.[49]

Das Schulterblatt bedarf aufgrund der geringen knöchernen und bindegewebigen

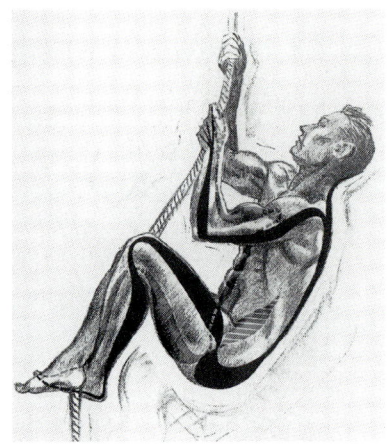

Ganzkörpermuskelschlingen zur Streckung und Beugung am Beispiel des Taukletterns

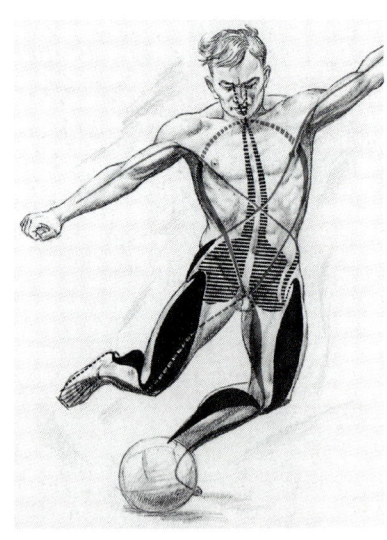

Große diagonale Muskelschlingen zur Seitwärtsneigung und Drehung des Rumpfes

(ligamentären) Fixation einer muskulären Stabilisation. Dafür verantwortlich sind vor allem der Kapuzenmuskel, die Rautenmuskeln, der Schulterblattheber und der vordere Sägemuskel. Sie geben über vier Muskelschlingenpaare dem Schulterblatt seine große Beweglichkeit, die sich auch auf das Bewegungsausmaß des Schultergelenks auswirkt. Sie verhindern darüber hinaus ein Herabziehen der Schultern beim Tragen schwerer Lasten und sie stabilisieren zusammen mit dem Deltamuskel und dem großen Brustmuskel den Körper beim Stützen.

Die vorangegangenen Ausführungen verdeutlichen die überlappende Funktion und das Ineinandergreifen einzelner Funktionskreise.

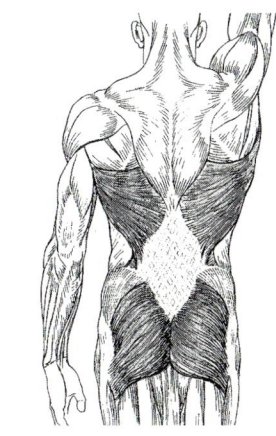

Vergurtung aus breitem Rückenmuskel und Gesäßmuskel

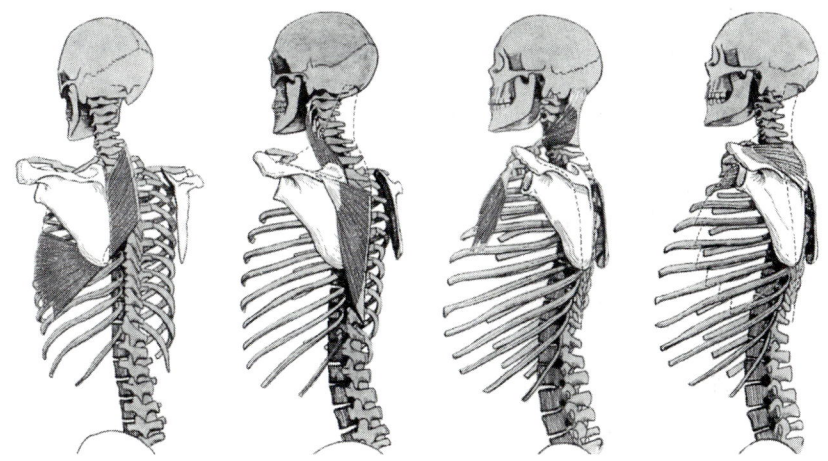

Verbindungen der Wirbelsäule mit Muskeln des Schultergürtels und Schultergelenks

Das Ziel eines Rückentrainings ist somit nicht nur das Training einzelner Muskeln, hier vor allem der tiefen Rückenmuskulatur, sondern mehr noch die Sicherung eines muskulären Gleichgewichts innerhalb der einzelnen Systeme. Auch beschränkt sich ein Rückentraining nicht allein auf das Training der Rückenmuskulatur (und Bauchmuskulatur), sondern umfasst letztlich das Training der Muskulatur des gesamten Körpers.

Der Rücken-Test

Bevor Sie mit dem Training beginnen, sollten Sie Ihren momentanen Ist-Zustand festhalten. Sollten Sie hierbei deutliche Abweichungen, Seitenunterschiede, Schwächen oder Bewegungseinschränkungen erkennen, so lassen Sie sich von Ihrem Arzt genauer untersuchen. Vorhandene Schwächen bezüglich Kraft, Beweglichkeit oder Koordination können Sie durch die Übungen gezielt ausgleichen und Fortschritte im Training durch wiederholte Messung überprüfen.

Test der Körperhaltung im Stehen

Die Beurteilung der Haltung und der Körperstatik erfolgt üblicherweise über einen Lotlinientest. Binden Sie dazu einen schweren Gegenstand an das untere Ende eines Seils. Stellen Sie sich vor einen Spiegel oder lassen Sie sich von einem Partner betrachten.

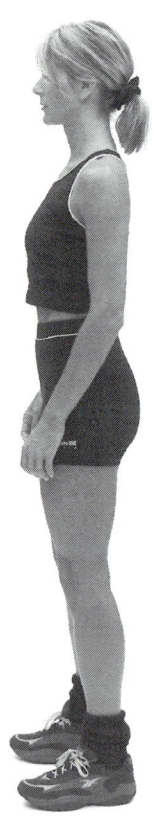

Von der Seite gesehen verläuft im Stehen das Lot vom Ohr über das Schultergelenk die Wirbelsäule (Mitte Brustkorb) entlang nach unten, vor dem Hüftgelenk und vor dem Kniegelenk bis leicht vor das Sprunggelenk in die Mitte der Stützfläche Fuß.

Beobachten Sie folgende Kriterien einer «normalen» aufrechten Körperhaltung[29]:

- Ist das Kinn herangezogen?
- Sind die Schultern in Mittelstellung?
- Ist die Brustwirbelsäule aufgerichtet?
- Haben Sie ein leichtes Hohlkreuz?
- Sehen Sie die typische Doppel-S-Form der Wirbelsäule?
- Ist das Becken leicht nach vorne gekippt?
- Sind die Knie leicht gebeugt?
- Liegt das Gewicht mittig auf den Füßen? Ist das Quergewölbe des Fußes zu sehen?
- Steht der Körper mittig?
- Wirkt die Haltung insgesamt ausgeglichen?

Von vorne gesehen (oder mit Partner von hinten) verläuft die Lotlinie von der Mitte des Kopfes bis in die

Mitte des Beckens (Steißbeines) und fällt mittig zwischen die Füße. Das Becken steht horizontal, ebenso der obere Rand der Schulterblätter.

Qualitativ können Sie wieder die einzelnen Abschnitte beobachten:

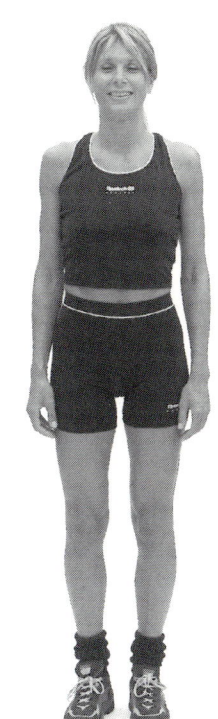

- Ist der Kopf gerade?
- Sind die Schultern auf gleicher Höhe?
- Können die Arme frei und locker schwingen?
- Sind die Beckenkämme auf gleicher Höhe?
- Sind die Beinachsen symmetrisch?
- Zeigen die Kniescheiben nach vorne? Sind sie auf gleicher Höhe?
- Liegen die Füße in Richtung der Beinachse?

Test einzelner Muskelgruppen auf Kraft bzw. Kraftausdauer

Wärmen Sie sich vor den Testübungen gut auf. Sie sollten während des Übens gleichmäßig atmen und die Übung bis zum Ende korrekt durchführen können. Um Leistungsveränderungen festzustellen, notieren Sie sich die Anzahl der Wiederholungen bzw. die Dauer der Haltezeit. Bei regelmäßigem Training werden Sie schon nach kurzer Zeit Fortschritte feststellen.[37, 45]

1. Bauchmuskulatur (im Verhältnis zur Hüftbeugemuskulatur)

Senken Sie aus der Rückenlage die nach oben gestreckten Beine (90 Grad Hüftbeugung) langsam ab. Beenden Sie die Übung, wenn das Becken ins Hohlkreuz ausweicht und die Lendenwirbelsäule den Kontakt zum Boden verliert. Legen Sie zur Überprüfung Ihre Hand unter die Lendenwirbelsäule.

gut = Beine können bis knapp über den Boden gesenkt werden

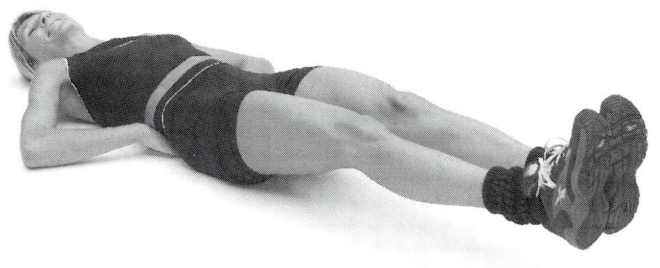

Zum Test der Kraftausdauer bieten sich die bekannten Crunches an. Winkeln Sie in Rückenlage die Beine an. Verschränken Sie die Arme vor dem Brustkorb. Heben Sie Kopf und Schultern von der Unterlage ab und beugen Sie den Rumpf so weit, dass die Lendenwirbelsäule noch Kontakt zum Boden hat.

gut = 20 Wiederholungen

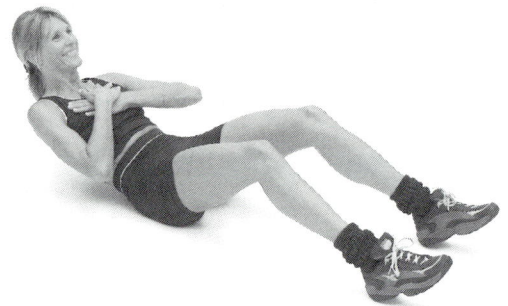

2. Rückenmuskulatur

Winkeln Sie im Banküberhang (Bauchlage, Becken liegt nicht auf) die Unterschenkel an. Heben Sie das Becken (Steißbein nach oben ziehen), mit der Vorstellung, ein Hohlkreuz zu machen.

gut = Gesäß wird 8–10-mal aufgerichtet

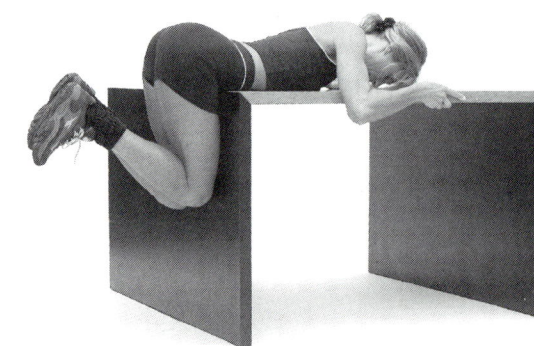

3. Gesäßmuskulatur

Führen Sie im Unterarmstütz ein angewinkeltes Bein nach oben, bis Körper und Oberschenkel eine Linie bilden. Senken und heben Sie das Bein im Wechsel.

gut = 25 Wiederholungen

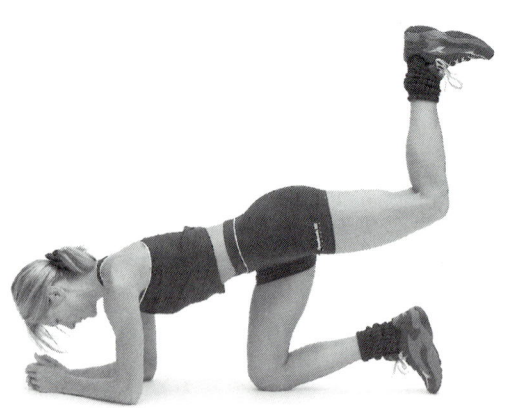

4. Schulterblattmuskulatur

Stellen Sie im Schrägstand die Füße etwa zwei Fußlängen von der Wand entfernt auf, die Unterarme sind angewinkelt, die Oberarme liegen um etwa 30 Grad abgewinkelt an der Wand. Spannen Sie die Rumpfmuskulatur an und drücken Sie sich mit den abgewinkelten Ellenbogen von der Wand weg, sodass sich die Schulterblätter von der Wand lösen.

gut = 20–25 Wiederholungen

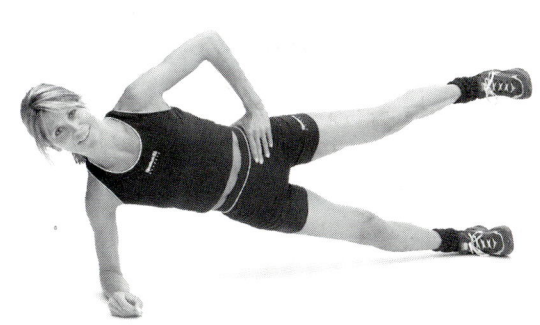

5. Seitliche Rumpfmuskulatur und Gesäßmuskulatur (seitliche Rumpfstabilität)

Ziehen Sie im Seitstütz die Zehen heran (Fuß-, Kniegelenke stabilisieren). Stützen Sie sich aktiv aus der Schulter heraus und heben Sie die Hüfte an, bis der Körper eine Linie bildet. Heben Sie zusätzlich das obere Bein an.

gut = Stellung 10–15 Sekunden ohne Ausweichbewegungen halten

6. Rumpfmuskulatur (vordere Rumpfstabilisatoren)

Spannen Sie im Unterarmstütz vorlings (Ellenbogen unter Schultergelenken, Knie ca. 25 cm hinter den Hüftgelenken) die Rumpfmuskulatur an und heben Sie beide Knie einen Zentimeter vom Boden ab. Heben Sie zusätzlich ein Bein an.

gut = Position ohne Ausweichbewegung 10–15 Sekunden halten

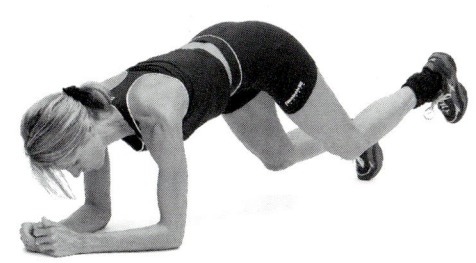

7. Rumpfmuskulatur (rückwärtige Rumpfstabilisatoren)

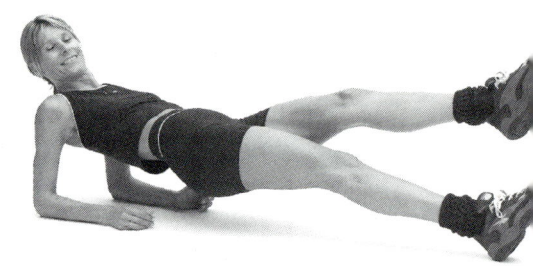

Heben Sie im Unterarmstütz rücklings die Hüfte nach oben, bis der Körper eine Linie bildet. Heben Sie zusätzlich ein Bein an.

gut = Position ohne Ausweichbewegung 10–15 Sekunden halten

Test einzelner Muskelgruppen auf Verkürzung (Beweglichkeit)

1. Kappenmuskel (absteigender Teil)

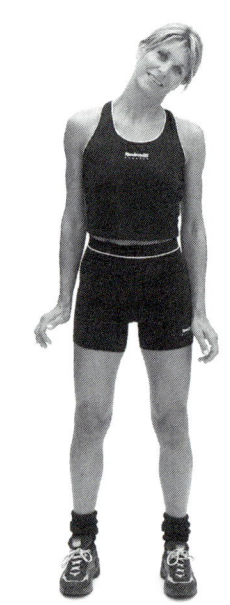

Fixieren Sie Ihre Schultern auf gleicher Höhe (waagrecht) und neigen Sie Ihren Kopf zur Seite. Sie spüren ein Dehngefühl auf der entgegengesetzten Seite im Verlauf der Muskulatur.

Rechts-links-Vergleich

2. Rückenmuskulatur (Beweglichkeit Wirbelsäule, Dehnfähigkeit rückwärtige Oberschenkelmuskulatur)

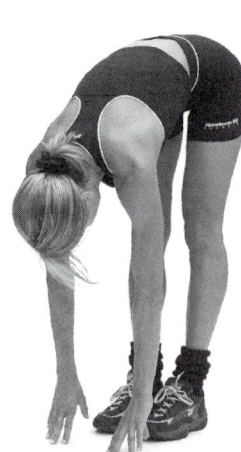

Beugen Sie bei gestreckten Beinen Ihre Wirbelsäule langsam nach unten und versuchen Sie, mit den Fingern den Boden zu berühren (Finger-Boden-Abstand).

gut = Finger berühren den Boden

3. Brustmuskulatur

Legen Sie in Rückenlage mit angestellten Beinen Ihre gestreckten Arme neben dem Kopf auf dem Boden ab. Halten Sie Ihre Lendenwirbelsäule am Boden.

gut = Hände berühren ohne Ausweichbewegung bei gestrecktem Arm den Boden (bei guter Beweglichkeit der Schultergelenke, es dürfen dort keine Schmerzen auftreten)

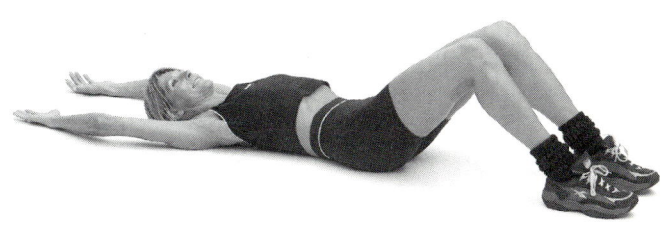

4. Lendendarmbeinmuskel und Kniegelenkstrecker

Ziehen Sie in Rückenlage ein Knie ganz zur Brust heran (max. Hüftbeuge). Lassen Sie das andere Bein frei über ein Bankende o. ä. hängen.

Lendendarmbeinmuskel: *gut* = Oberschenkel ist in Verlängerung der Körperlängsachse (Üben Sie am Boden, so berührt der Oberschenkel die Unterlage.)

Kniegelenkstrecker: *gut* = Unterschenkel ist senkrecht, Winkel zwischen Unterschenkel und Oberschenkel beträgt 90 Grad (Üben Sie in Bauchlage, so berührt die Ferse das Gesäß, ohne Hohlkreuz)

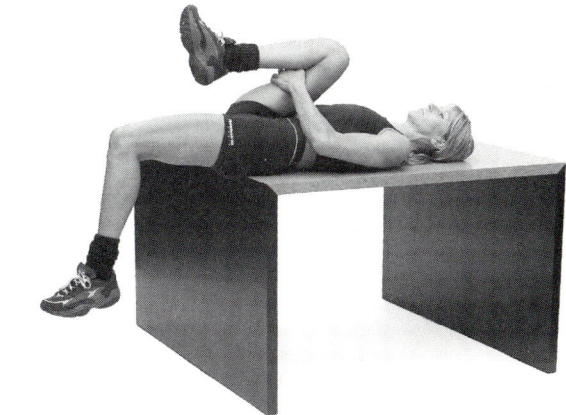

5. Adduktoren (kurze)

Stellen Sie in Rückenlage die Füße aneinander und führen Sie die Knie nach außen. (Einschränkungen der Hüft- und Iliosakralgelenke beachten!)

Rechts-links-Vergleich

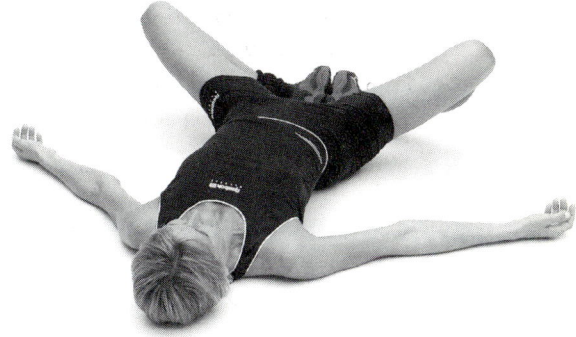

6. Ischiokrurale Muskulatur

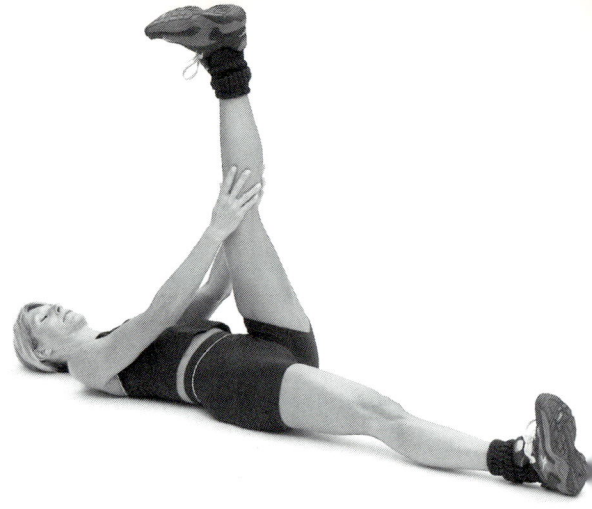

Ziehen Sie in Rückenlage ein Bein bei gestrecktem Kniegelenk heran und lassen Sie dabei das andere Bein gestreckt auf dem Boden liegen.

gut = Bein kann mindestens 80 Grad herangezogen werden

Test der Koordination

1. Einbeinstand

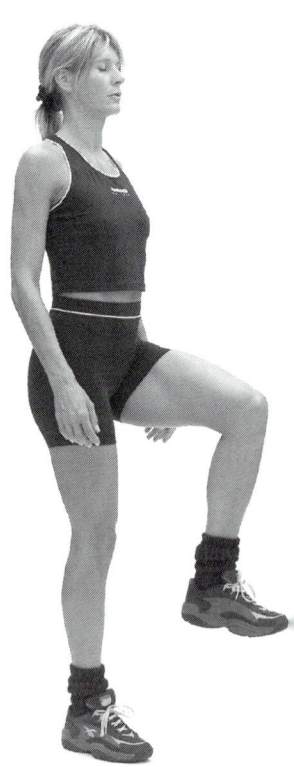

Stehen Sie auf einem Bein und schließen Sie die Augen.

gut = 15–20 Sekunden lang stehen

2. Vierfüßlerstand

Strecken Sie im Vierfüßlerstand einen Arm und das gegenüberliegende Bein weg. Heben Sie anschließend den aufliegenden Fuß an.

gut = 15–20 Sekunden die Spannung halten

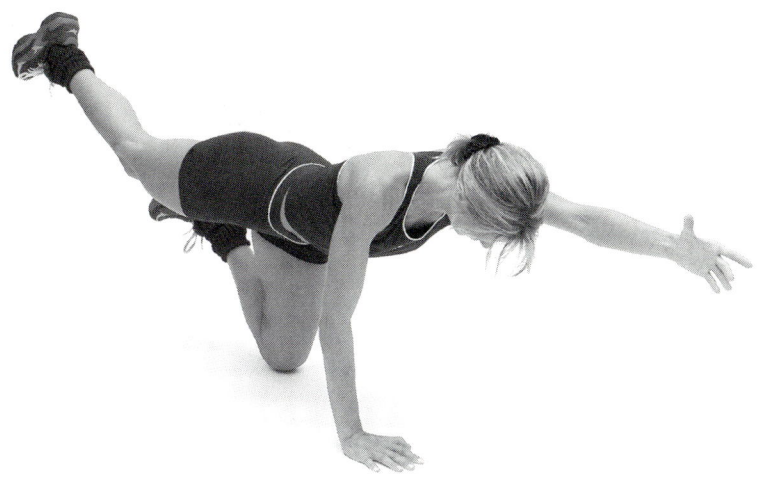

3. Bewegungskoordination bei Präzisionsaufgaben, für Anfänger

- 5 Hampelmann-Sprünge
- Hopserlauf mit Armkreisen rückwärts
- Grätschstand, Ball zwischen Beine, von vorne und hinten halten, 5-mal umgreifen
- Ball hochwerfen, 1 Körperdrehung, Ball fangen
- Über Langbank rückwärts balancieren, in der Mitte $1/2$ Drehung, vorwärts balancieren
- Achterkreisen um zwei Keulen, die seitlich im Abstand von 40 cm aufgestellt sind[3]

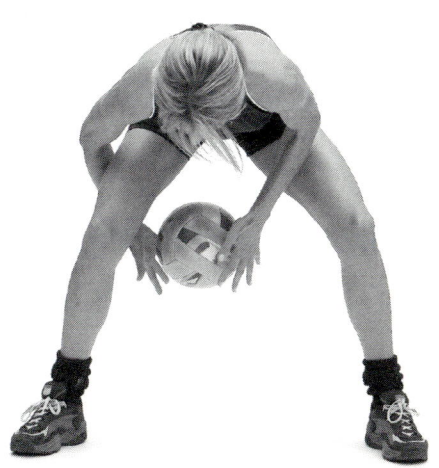

gut = 4 gelöste Aufgaben

Trainingssteuerung im Rückentraining

Trainingsziele

Die Übungen mit Geräten haben vorwiegend die Verbesserung der Muskelkraft und die Koordination der haltungsbestimmenden Muskulatur zum Ziel. Übungen zur Verbesserung der Beweglichkeit finden Sie in einem Kurzprogramm zusammengefasst (s. S. 155).

Die Ziele des Kraft- bzw. Muskeltrainings sind eine verbesserte dynamische und statische Kraftentwicklung, eine Verbesserung des aeroben-anaeroben Stoffwechsels, eine Optimierung des Muskelgleichgewichts, ein Muskelaufbau (Hypertrophie) sowie eine ausreichende Wirbelsäulenstabilisierung für die Bewältigung der Anforderungen von Alltag, Beruf und Sport.

Im Rückenkrafttraining spielen in erster Linie das Training der Kraftausdauer und der Maximalkraft eine Rolle. Die Kombination von Kraft und Ausdauer wird als Kraftausdauer bezeichnet. Sie charakterisiert die Widerstandsfähigkeit der Muskulatur gegen Ermüdung bei langen oder sich häufig wiederholenden Kraftleistungen mit Krafteinsätzen, die mehr als 30 Prozent des individuellen maximalen Leistungsvermögens betragen. Die Kraftausdauer spielt für die Stabilisierung der Körperhaltung (Körperstatik) im Beruf und im Sport die herausragende Rolle. Die Kraftausdauer ist abhängig von der Maximalkraft und den lokalen (aeroben und anaeroben) Ausdauerqualitäten der Muskulatur. Die Verbesserung der Kraftausdauerfähigkeit (geringe und leichte Krafteinsätze, mittlere bis hohe Wiederholungszahlen) dient dem Einsteiger zusätzlich als Grundlage für ein späteres Muskelaufbautraining. Da sich (fast) jede dynamische und statische Arbeit an der Maximalkraft orientiert und sich eine Verbesserung der Maximalkraft (durch Massenzunahme des Muskels und verbesserte intra- und intermuskuläre Koordination) positiv auf die Kraftausdauer auswirkt, ist ihr Training für Sportler wie Rehabilitanten gleichermaßen wichtig. Das gilt insbesondere dann, wenn der Beruf (Handwerk, Landwirtschaft, Baugewerbe) solche Anforderungen abverlangt.

Koordinationsübungen zielen auf ein verbessertes Zusammenwirken von Zentralnervensystem und Bewegungsapparat und auf die Entwicklung dynamischer Handlungsstrategien. Eine gute Koordination erfordert weniger Energieaufwand, die Bewegungen sind harmonischer und ökonomischer. Koordinative Lerneffekte und erste Verbesserungen der intra- und intermuskulären Koordination bewirken bei Untrainierten schon nach wenigen Trainingseinheiten einen deutlichen Kraftanstieg. Der Koordination kommt im Rahmen der motorischen Fähigkeiten eine besondere Rolle zu, denn erst ein funktionsfähiges neuromuskuläres System (intaktes Nervensystem, ausgebildete Wahrnehmung, leistungsfähige Skelettmuskulatur) ermöglicht die Umsetzung von Kraft in Bewegung oder Stabilisation.[7] Koordinative Fähigkeiten beschreiben das Vermögen, Bewegungen relativ schnell zu erlernen und in den verschiedensten Situationen sicher und ökonomisch zu reagieren, ohne dabei die Gelenkstabilität und Körperbalance zu verlieren. Zu diesen Fähigkeiten gehören u. a. die Reaktionsfähigkeit, die Orientierungsfähigkeit und die Gleichgewichtsfähigkeit. Diese Fähigkeiten sind nicht nur im Sport, sondern auch im Alltag von Bedeutung. Können Sie z. B. beim Abfangen eines Fehltritts oder beim Spielen mit Kindern Ihren Körper nicht blitzschnell stabilisieren, so kann dies Verletzungen zur Folge haben.

Geschult werden diese Fähigkeiten durch vielfältige Bewegungs- und Gleichgewichtsaufgaben. Einfache Übungen mit geringer Belastungsintensität werden vielfach variiert, sodass bei häufigen Übungen ein Gewöhnungseffekt ausbleibt. Die Variation erfolgt z. B. durch Veränderung der Ausgangsstellung (beidbeinig – einbeinig, offene – geschlossene Augen, stabile – labile Unterlagen, verkleinerte Unterstützungsfläche), durch zusätzliche Bewegungen der Beine und/oder der Arme (wechselnde Widerstände, Ball werfen usw.) oder durch ein verändertes Bewegungstempo bzw. einen wechselnden Rhythmus. Die Voraussetzung ist eine entsprechende Belastbarkeit der beanspruchten Körperregion. Da insbesondere die Aktivierung und die Regulationsvorgänge der tiefsten Rückenmuskeln auf externe Störungen schnell (reaktiv) und ohne Willkür erfolgen, bieten gerade kleine diagonale Bewegungen und Gleichgewichtsübungen ideale Möglichkeiten zum entsprechenden Muskeltraining. Die reflektorische Aktivierung ist einer der wirkungsvollsten Wege zum Training der kleinsten Rückenmuskeln.[21]

Übungsauswahl

Trainieren Sie gleichwertig und ausgewogen! Körperbewegungen können nur dann fließend ablaufen, wenn ein optimales Zusammenspiel gegensätzlich arbeitender Muskeln gewährleistet ist. Einseitiges Training stört das Kräftegleichgewicht und führt zu Beeinträchtigungen der Gelenkstatik und Gelenkmechanik, Verletzungen der Muskulatur oder des Gelenks und Veränderung der Gesamtstatik. Haltungsfehler und -schäden sind häufig die Folge. Wählen Sie daher aus dem Übungsprogramm nicht nur Übungen, die Ihre «Lieblingsmuskeln» trainieren, sondern achten Sie auf ein ausgewogenes und abwechslungsreiches Training Ihrer Muskulatur.

Es ist wichtig, die Übungen Ihren persönlichen Voraussetzungen entsprechend auszuwählen. So kann es durchaus vorkommen, dass die Intensität der Übung zu schwer ist und Sie z. B. Ihren Rumpf (Wirbelsäule) nicht mehr stabilisieren können. Versuchen Sie deshalb, bei Ihrer eigenen Übungsauswahl die methodisch-inhaltlichen Prinzipien «von leicht zu schwer», «von einfach zu komplex» und «von bekannt zu unbekannt» zu berücksichtigen. Damit ist gemeint, dass Sie zu Beginn bekannte, einfache und leichtere Übungen auswählen und mit fortschreitendem Trainingszustand zu unbekannten, komplexen und schweren Übungen wechseln. Das können Sie erreichen, indem Sie z. B.

- die Belastungsnormative wie Umfang, Pausenzeit, Gewicht oder Widerstand verändern,
- zunehmend instabilere Ausgangsstellungen wählen, z. B. Rücken- und Bauchlage, Seitlage, Vierfüßlerstand, Kniestand, Sitz (stabile, instabile Sitzfläche), Halbsitz, Stand, Einbeinstand, labile Unterlagen,
- die Wirkungsrichtung des Widerstandes verändern (ein Bandzug z. B. erfordert von vorne eine andere Stabilisationstätigkeit der Rumpfmuskulatur als von oben)[15],
- von symmetrischer Arbeit zu asymmetrischer Arbeit wechseln, was durch die entstehenden Drehmomente eine zusätzliche Qualität der Stabilisation erfordert,
- die Oberkörperposition verändern (z. B. im Stand nach vorne neigen) und dadurch längere Lasthebel schaffen, welche die Muskulatur durch innere Kräfte ausgleicht,
- zunehmend komplexe Ganzkörperbewegungen in der Körperdiagonalen durchführen.[4]

Durch diese Vorgehensweise gewährleisten Sie eine genauere Übungsdurchführung und optimalere Trainingsergebnisse. Versuchen Sie, in Ihr Training Ausgangsstellungen und Bewegungsmuster einzubauen, die alltagsnah sind oder sich an den Anforderungen des täglichen Lebens orientieren, z. B. Übungen im aufrechten Sitz und Stand.

Es gibt verschiedene Möglichkeiten, den Widerstand für ein Krafttraining zu erzeugen. Wir benutzen in unseren Übungen das eigene Körpergewicht, Kurzhanteln (freie Gewichte), Thera-Bänder (elastische Zugbänder) und Fitnessbälle. Die Geräte haben einen unterschiedlichen Einfluss auf die Kraftverlaufskurve der Muskulatur, die individuell in Abhängigkeit von der Gelenkposition z. T. erheblich variiert. Übungen mit dem eigenen Körpergewicht und mit Hanteln setzen der Muskulatur einen konstanten Widerstand (das Gewicht bleibt gleich) entgegen, der in Abhängigkeit von der Schwerkraft gleichmäßig zu- oder abnimmt. Die Reizintensität bleibt während eines und mehrerer Bewegungsabläufe unverändert, was eine genaue Dosierung und Dokumentation zulässt. Bei Übungen mit dem Thera-Band steigt der Widerstand zum Bewegungsende hin an (s. S. 74). Aus diesem Grund ist es aufwendig, die Muskulatur durch ein Krafttraining mit einfachen Hilfsmitteln in ihrem gesamten Bewegungsbereich optimal zu trainieren. Wir möchten Ihnen deshalb empfehlen, sich nicht nur auf ein Lieblingsgerät zu versteifen, sondern zwischen den Geräten zu wechseln. Die meisten Übungen lassen sich auch ohne Handgerät oder alternativ mit einem anderen Handgerät durchführen.

Training für Einsteiger

Schmerzfreiheit ist die Voraussetzung für das Training. Bei Rückenschmerzen, sonstigen Erkrankungen oder gerade abgeschlossener Therapie sollten Sie die Übungen und die Belastungsnormative (Dauer, Intensität, etc.) Ihres Trainingsprogramms unbedingt mit Ihrem Arzt oder Physiotherapeuten klären. Verspüren Sie beim Üben Schmerzen, Kurzatmigkeit oder Übelkeit, haben Sie einen hochroten Kopf oder führen Sie die Übung fehlerhaft oder mit zu viel Ausweichbewegungen durch, beenden Sie die Übung oder ggf. Ihr Training.

Trainieren Sie sanft! Gerade zu Beginn eines Krafttrainings ist es nicht nötig, die Muskulatur vollständig zu ermüden. Es hat sich gezeigt, dass durch ein sanftes Krafttraining, bei dem die einzelne Serie nicht bis zur muskulären Ausbelastung durchgeführt wird, ein erheblicher Kraftzuwachs insbesondere im Bereich der Kraftausdauer zu erzielen ist. Üben Sie als Trainingsanfänger deshalb so, dass Sie sich in der trainierten Muskulatur müde (angestrengt) fühlen, beim Üben noch gleichmäßig atmen können und die Übung (Haltung) gleichmäßig und korrekt bis zum Ende durchführen können. Das hat zudem den Vorteil, dass die Belastung für das Herz-Kreislauf-System durch mögliche Pressatmung sowie die Belastung für Sehnen, Bänder und Gelenke deutlich verringert ist.[1]

Wählen Sie die für Sie optimale Trainingsintensität! Jede Belastung führt zu einer spezifischen Anpassung (Beanspruchung, Trainingseffekte). Die Trainingssteuerung erfolgt deshalb über Belastungsnormative wie Belastungsintensität der Übung, Bewegungsgeschwindigkeit, die Anzahl der Wiederholungen bzw. die Dauer der Anspannung, die Anzahl der Serien und die Pausengestaltung. Orientieren Sie die Belastung und die Pausen an Ihrem Trainingszustand bzw. Ihrem Trainingsziel. Die Reize sollten so hoch sein, dass Sie Ihren Organismus entsprechend fordern, ihn aber nicht überfordern. Gleichförmiges Training über längere Zeit sichert den Erhalt, führt jedoch nicht zu einer Verbesserung der Leistungsfähigkeit. Dafür benötigt die Muskulatur neue Reize und eine allmähliche Belastungssteigerung. Ist das Ihr Ziel, so empfehlen wir Ihnen, nach etwa zwei bis vier Wochen Ihr Trainingsprogramm umzustellen. Bevor Sie allerdings die Intensität verändern, sollten Sie zunächst den Trainingsumfang steigern, was gleichzeitig dem sich langsamer anpassenden passiven Bewegungsapparat zugute kommt.

Beginnen Sie jede Trainingseinheit mit einem Aufwärmprogramm und beenden Sie das Programm mit bekannten Dehn- und Entspannungsübungen! Besonders nach einem Kraftausdauertraining benötigt die Muskulatur zum Stoffwechselaustausch eine gute Blutversorgung. Vor dem Dehnen empfiehlt sich deshalb ein kurzes Auslaufen oder Lockerungsübungen. Koordinationsübungen sollten Sie in möglichst ausgeruhtem Zustand nach dem Aufwärmprogramm durchführen.

Trainieren Sie statisch und dynamisch! Sie können Ihre Muskulatur dynamisch und statisch trainieren. Beide Formen des Krafttrainings haben Vor- und Nachteile. Dynamische Übungsformen lassen eine bessere Trainingssteuerung zu, sind motivierender, fördern die intermuskuläre Koordination und gehen mit einer besseren Durchblutung der Muskulatur einher. Sie bedürfen dafür aber eines höheren Korrekturaufwands. Statische Übungsformen sind meist einfacher durchzuführen und fördern durch die hohe Spannungsentwicklung den Muskelaufbau und die Wiederherstellung von Kraft. Sie bieten aber eher die Gefahr der Pressatmung und eines Blutdruckanstiegs. Im Rückentraining empfehlen wir Ihnen eine Kombination von statischem und dynamischem Krafttraining. Damit gewährleisten Sie die Entwicklung und Erhaltung einer optimalen muskulären Sicherung der Wirbelsäule unter den statischen und dynamischen Belastungen des Sports und des Alltags. Sie können dynamische und statische Muskelarbeit in einer Übung auch miteinander verbinden. So werden z. B. durch die auf Seite 30 abgebildete Übung dynamisch vorwiegend die Schulterblattfixatoren trainiert, statisch dagegen die Rumpf-, Hüft- und Beinmuskulatur (je nach Beugung). Gleichzeitig unterstützt die Übung die Bewegungssicherheit beim Heben und Tragen von Lasten.

Trainingsziel	Verbesserung der Kraftausdauer	Aufbau von Muskelmasse
Intensität	≈30–50 Prozent der Maximalkraft	≈50–70 Prozent der Maximalkraft
Wiederholungszahl pro Serie (Satz)	16–20-mal und mehr	8–15-mal
Serien (Sätze)	Anfänger: 2–3 Fortgeschrittene: 3–6	Anfänger: 1–2 Fortgeschrittene: 3–6
Pausenlänge	0,5 bis 3 Minuten (nach subjektivem Empfinden)	1 bis 5 Minuten (nach subjektivem Empfinden)
Trainingshäufigkeit	mindestens 2-mal pro Woche	mindestens 1-mal pro Woche
Trainingseffekte	• Verbesserung der Kraftausdauer • Muskelaufbau/Zunahme der Körpermasse (geringer) • Körperformung • Fettabbau (stärker)	• Verbesserung der Maximalkraft • Verbesserung der Kraftausdauer • Muskelaufbau/Zunahme der Körpermasse (stärker) • Körperformung • Fettabbau (geringer)

Belastungsdosierung im gesundheitsorientierten Fitness-Krafttraining im Überblick[1]

Bauen Sie Ihr Trainingsprogramm behutsam auf! Gewöhnen Sie Ihren Körper schrittweise an die Belastungen. Eine optimale Aufwand-Nutzen-Relation spezifischer Krafttrainings-programme scheint nach zwölf Wochen mit durchschnittlich zwei Trainingseinheiten pro Woche gegeben.[6] Nehmen Sie sich die ersten vier Wochen Zeit zur Gewöhnung und Anpassung. Sie üben dabei mit geringer Intensität (und hohen Wiederholungszahlen) und versuchen, bewusst Ihre Belastungsgrenze nicht zu erreichen. Das hat den Vorteil, dass Sie den korrekten Bewegungsablauf erlernen, Ihre Koordination verbessern, Ihre Wahrnehmung schulen, einer Überbeanspruchung vorbeugen und unangenehmen Muskelkater vermeiden. Wichtig ist, bei allen Übungen, die keine Bewegung der Wirbelsäule beinhalten, auf eine ausreichende Stabilisation des Rumpfes zu achten. Zu hohe Gewichte (Widerstand) führen zu Ausgleichsbewegungen mit möglicherweise ungünstigen Mehrbelastungen schon geschädigter Systeme. Sie sollten deshalb beim Üben immer Ihre Ausgangsstellung, speziell Ihre Wirbelsäule, aktiv stabilisieren können. Allgemein lassen sich folgende Trainingshinweise geben: «Stabilisieren vor Mobilisieren» und «Rumpfkraft vor Extremitätenkraft».

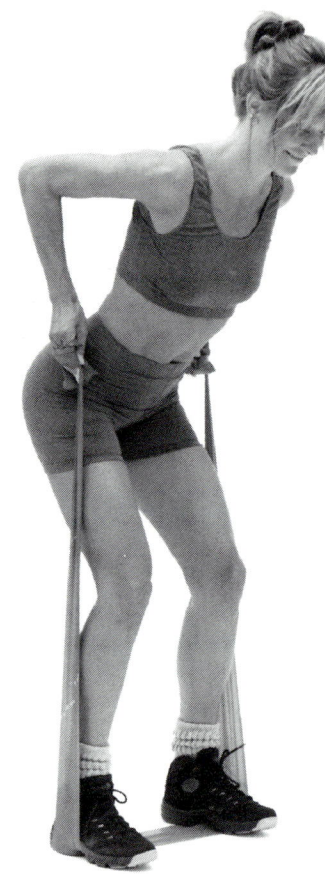

Gönnen Sie Ihrer Muskulatur Ruhepausen! Erst in der Erholungsphase, wenn sich die Muskulatur auf die nächste Belastung vorbereitet, gewinnt sie zusätzlich an Kraft. Die optimale Regenerationszeit variiert in Abhängigkeit vom Trainingszustand und der Gesamtbelastung des Trainings. Allgemein gilt: Je höher die muskuläre Beanspruchung in der Trainingseinheit, desto länger ist die Erholungszeit. Anfänger benötigen durchschnittlich 2–3 Tage und Fortgeschrittene 1–2 Tage Trainingspause zwischen den Krafttrainingseinheiten. Ein Gespür für die Wahl der optimalen Regenerationszeit erhalten Sie nach einigen Trainingsmonaten durch regelmäßiges Training. Nutzen Sie die krafttrainingsfreien Tage für ein leichtes Ausdauertraining (Walking, Jogging, Schwimmen usw.).

Training für Fortgeschrittene

Erhöhen Sie Ihre Belastung! Mit zunehmender Leistungsfähigkeit benötigen Sie, falls weitere Adaptionen der Muskulatur erwünscht sind, eine immer höhere Reizintensität. Eine Erhöhung der Belastung erreichen Sie, wenn Sie

- im Satz bis zur vollen Erschöpfung der Muskulatur üben,
- in der Endstellung die Spannung kurz halten (statische Anspannung),
- ohne oder nur mit minimaler Pause die antagonistischen (miteinander arbeitenden) Muskeln hintereinander beüben (Supersatz),
- ohne oder nur mit minimaler Pause mehrere Sätze für eine Muskelgruppe (zusammenarbeitende Muskeln) durchführen (mit gleicher oder unterschiedlicher Übung).

Üben Sie an Stationen! Im Kreis- oder Zirkeltraining werden die ausgewählten Übungen an 6–10 Stationen trainiert. Wählen Sie die Stationen so aus, dass unterschiedliche Muskelgruppen an zwei aufeinander folgenden Stationen beübt werden. Wechseln Sie nach jedem Gerät zügig zum nächsten Gerät. Sind alle Stationen durchlaufen, beginnt ein neuer Durchgang oder es werden zwischendurch Lockerungsübungen eingelegt. Je nach Anzahl der Stationen, Ihrem Leistungsvermögen und der Ihnen zur Verfügung stehenden Zeit können Sie zwei bis vier Durchgänge absolvieren. Die Übungsdauer beträgt 30–45 Sekunden, die Pausendauer (Zeit zum Stationswechsel) 30 Sekunden. Der Vorteil des Kreistrainings liegt im optimalen Verhältnis zwischen Trainingsquantität und Trainingseffekt.

Allgemeine Hinweise zu den Übungen

Achten Sie immer auf eine korrekte Übungsausführung! Qualität kommt vor Quantität! – Führen Sie die Übungen zu Beginn vor einem Spiegel durch. Sie können dadurch die Ausführung kontrollieren, sich besser auf die zu trainierende Muskulatur konzentrieren und so ein entsprechendes Bewegungsgefühl aufbauen. Das Bewegungsmuster lässt sich zudem leichter erlernen, wenn Sie eine neue Übung einige Male mit geringer Intensität bzw. ohne Handgeräte durchführen. Einseitig beschriebene Übungen sollten Sie auch zur anderen Seite durchführen. Wählen Sie zu Beginn des Trainings einige gezielte Übungen aus, anstatt sich mit zu vielen Übungen koordinativ zu überfordern. Weniger ist oft mehr.

Üben Sie mit gleichmäßiger Bewegungsgeschwindigkeit! Halten Sie die Muskelspannung während der gesamten Bewegung kontinuierlich aufrecht, vor allem an den Umkehrpunkten. Führen Sie die Bewegungen in einer gleichmäßigen, kontrollierten Geschwindigkeit durch. Vermeiden Sie ruckhafte Bewegungen. Zu hoher Widerstand führt dazu, dass Sie mit Schwung arbeiten, zu viele Synergisten (mitarbeitende Muskeln) daran beteiligen oder die Bewegung nicht mehr korrekt ausführen. Je langsamer Sie die Bewegungen durchführen, desto intensiver werden die Muskulatur und auch die passiven Strukturen belastet, besonders in der nachgebenden Bewegungsphase.

Achten Sie immer auf eine gleichmäßige Atmung! Haben Sie das Gefühl, den Atem anzuhalten (Pressatmung), so zählen Sie leise beim Üben jede Wiederholung. Versuchen Sie, bei Belastungen aus- und in der Entlastungsphase einzuatmen.

Wählen Sie eine Ihnen angenehme Position! Sollten Sie in einer Ausgangsstellung Schmerzen empfinden (z. B. Kniestand), so verändern Sie Ihre Position (z. B. Sitz, Seitenlage). Viele Übungen können aus unterschiedlichen Ausgangsstellungen durchgeführt werden. Achten Sie bei den Übungen ganz allgemein auf eine aufrechte Körperhaltung mit in physiologischer Stellung stabilisierter Wirbelsäule.

Um in der Ausgangsstellung zusätzlich Grundspannung aufzubauen und gleichzeitig die Aufrichtemuskulatur zu aktivieren, können Sie den so genannten «kurzen Fuß» durchführen. Dabei stehen Sie hüftbreit und beugen leicht die Knie. Spreizen Sie Ihre Zehen und drücken Sie Ferse, Großzehenballen und Großzehenspitze gegen den Boden. Ziehen Sie Ihr Fußinnengewölbe etwas nach oben, ohne mit den Zehen zu krallen. Sie haben das Gefühl, als ob der Fuß sich zusammenzieht und dadurch kürzer wird. Drücken Sie Ihre Knie nach außen. Sie spüren die Spannung bis in den Rumpfbereich. Ziehen Sie die Schultern leicht nach unten und strecken Sie den Hinterkopf nach oben. Für Übungen im Sitz gelten ähnliche Haltungskriterien. Bei der Kniestellung beträgt der Winkel zwischen Unter- und Oberschenkel mindestens 90 Grad. Die Füße stehen in Verlängerung zu den Oberschenkeln (Beinachse).

Die Übungen

Übungen zum Aufwärmen und Lockern

Bringen Sie Ihren Körper zu Beginn des Trainings durch ein fünf- bis zehnminütiges Aufwärmprogramm in Schwung. Sie sorgen damit nicht nur für eine hinreichende Vorbeugung vor Verletzungen, sondern verbessern gleichzeitig ihre mentale und körperliche Leistungsbereitschaft. Sie bereiten das Herz-Kreislauf-System, besonders aber die Muskulatur, die Bänder, die Sehnen und die Gelenke auf die kommenden Übungen vor.

Betrachten Sie das Aufwärmprogramm als einen motivierenden Einstieg in Ihre Trainingseinheit. Benutzen Sie zur Unterstützung eine anregende Musik, die Ihnen gefällt. Wählen Sie für das Aufwärmen eine mittlere Belastungsintensität. Sie sollten nicht außer Atem kommen und sich mühelos unterhalten können. Sie beenden das Aufwärmen, wenn Sie schwitzen und sich innerlich auf das Training eingestellt haben.

Aufwärmen mit Kleinhanteln

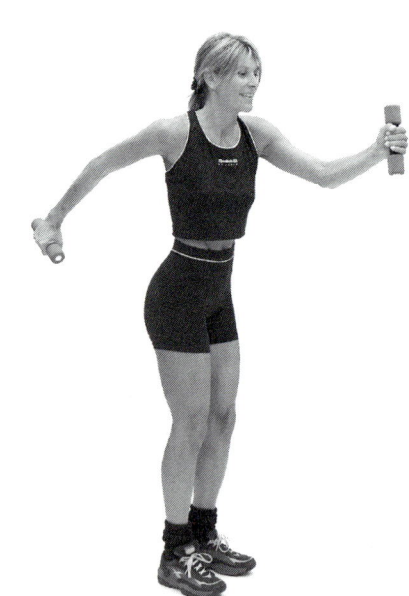

Übungsbeschreibung

1. Stehen Sie in Schrittstellung oder Grätschstellung und schwingen Sie die Hanteln nach vorne in die Vorhalte bis auf Schulterhöhe.
2. Schwingen Sie von hier die Hanteln entspannt nach hinten. Kombinieren Sie das Schwingen jeweils mit einem Federn in den Knien.

Übungsbeschreibung

Stehen Sie in Grätschstellung und schwingen Sie beide Arme locker nach rechts und nach links.

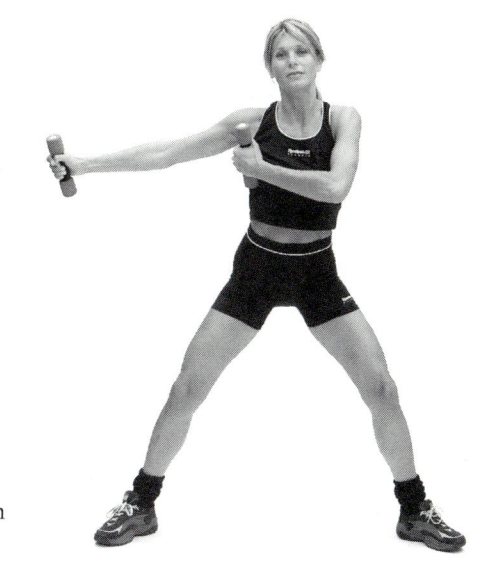

Übungsbeschreibung

1. Gehen und laufen Sie mit den Hanteln (Heavy-Hands-Laufen).
2. Das Gehen und Laufen mit Gewichten (Tennisbälle) verbindet ein dosiertes Ausdauertraining mit einer minimalen Gelenkbelastung:
   - Laufen Sie so langsam wie möglich (laufen auf dem Vorfuß).
   - Schwingen Sie die Arme im Stand rhythmisch auf und ab (leichtes Pendeln mit Armschwung bis Kopfhöhe).
   - Führen Sie die Armbewegungen im Gehen durch.
   - Kombinieren Sie Armbewegungen mit dem Laufen (gut geeignet ist der Dreierrhythmus: auf zwei Fußkontakte erfolgt ein Armschwung).

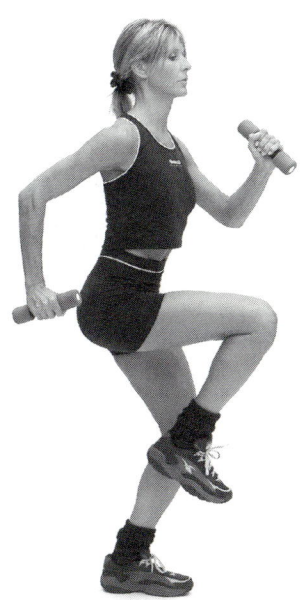

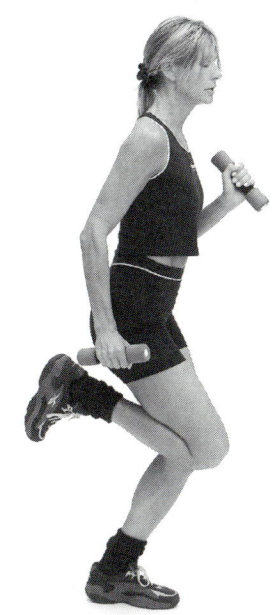

Aufwärmen mit dem Fitnessball

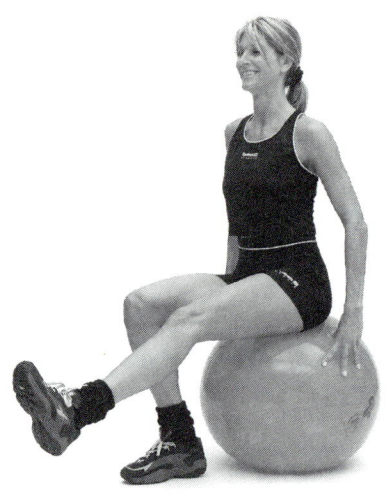

Übungsbeschreibung

1. Wippen Sie in aufrechter Sitzhaltung auf dem Ball.
2. Strecken Sie die Beine abwechselnd nach vorne (Kosakentanz). Führen Sie gleichzeitig den gegenüberliegenden Arm nach oben.

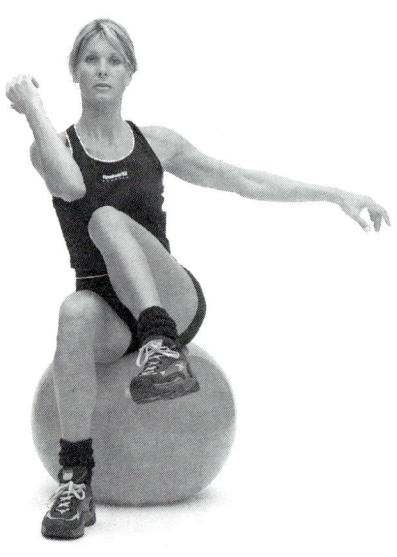

Übungs-beschreibung

1. Wippen Sie in aufrechter Sitzhaltung auf dem Ball.
2. Ziehen Sie die Knie heran und führen Sie jeweils den gegenüberliegenden Ellenbogen zum Knie.

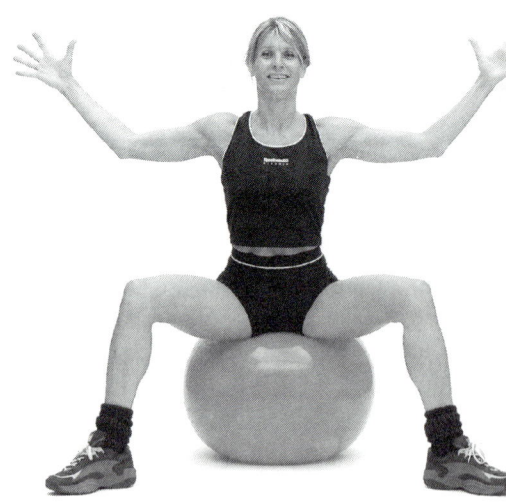

Übungsbeschreibung

1. Wippen Sie in aufrechter Sitzhaltung auf dem Ball.
2. Spreizen Sie die Beine und nehmen Sie gleichzeitig die Arme hoch.
3. Nehmen Sie dann die Beine zusammen und die Arme herunter usw. (Hampelmann).

Übungsbeschreibung

1. Wippen Sie in aufrechter Sitzhaltung auf dem Ball.
2. Halten Sie die Beine geschlossen und drehen Sie die Unterschenkel abwechselnd nach rechts und nach links (Wedeln).

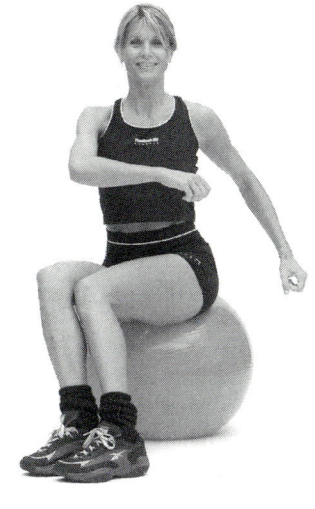

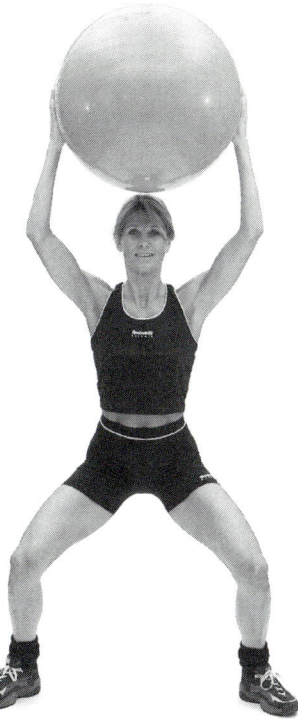

Übungsbeschreibung

1. Beugen und strecken Sie in leichter Grätschstellung Ihre Beine.
2. Führen Sie dabei gleichzeitig den Ball über Ihrem Kopf nach oben.

Übungsbeschreibung

1. Belasten Sie in Grätschstellung abwechselnd das rechte und linke Bein.
2. Schwingen Sie dabei den Ball vor Ihrem Körper nach rechts und nach links.

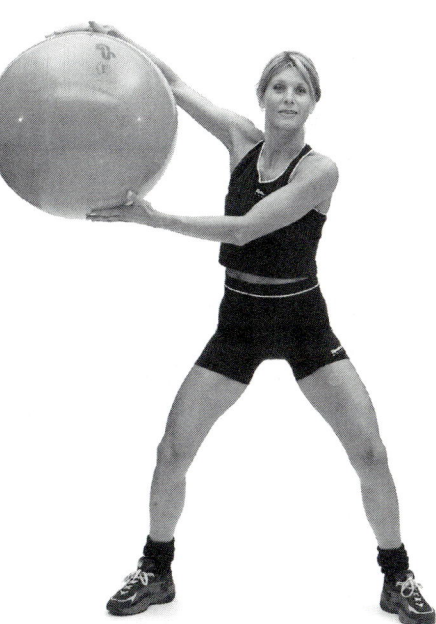

Aufwärmen mit dem Fitnessball   37

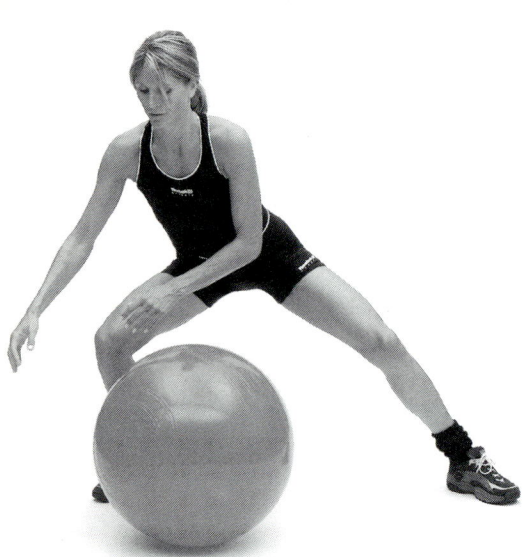

Übungsbeschreibung

1. Rollen Sie in breiter Grätschstellung den Ball vor Ihrem Körper weit nach rechts und nach links.

Aufwärmen mit dem Thera-Band

Übungsbeschreibung

1. Legen Sie das Thera-Band unter Ihre Schultern.
2. Öffnen Sie einen Fuß seitlich und stellen Sie ihn wieder heran (Stepptouch).
3. Bewegen Sie Ihre Arme (abwechselnd) in Schulterhöhe von vorne nach hinten.

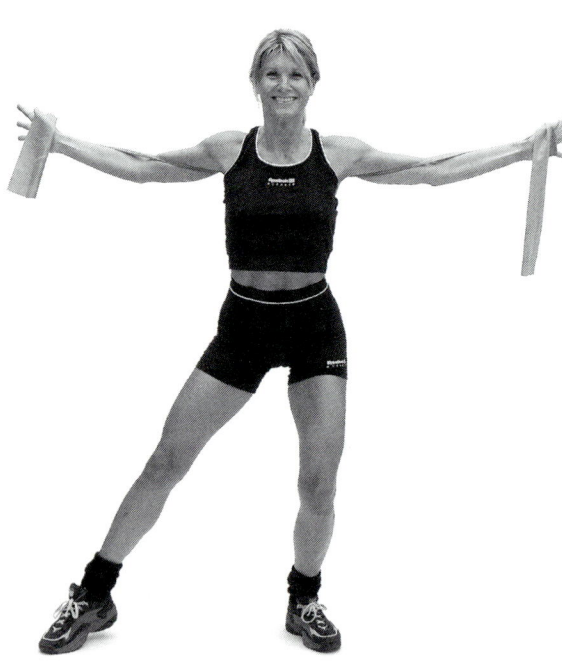

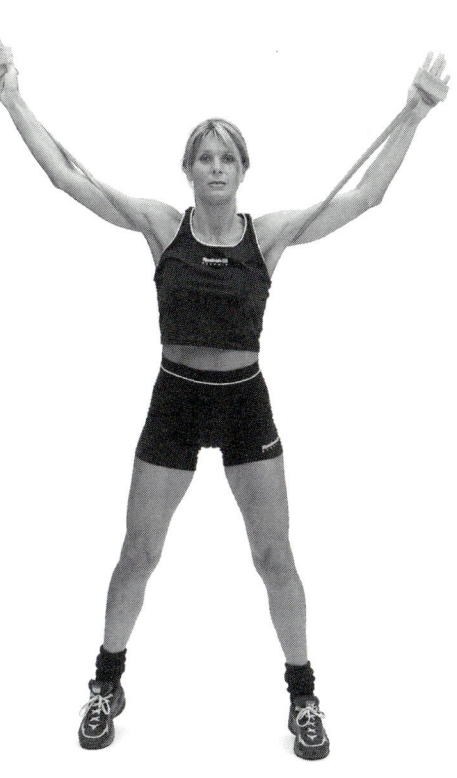

Übungsbeschreibung

1. Legen Sie das Thera-Band unter Ihre Schultern.
2. Führen Sie Seitschritte nach rechts und nach links durch.
3. Führen Sie dabei gleichzeitig Ihre Arme (abwechselnd) seitlich nach oben und nach unten.

Übungsbeschreibung

1. Fixieren Sie das Thera-Band in Hüfthöhe an einer Tür o. ä. Legen Sie das Thera-Band um Ihre Hüfte.
2. Gehen Sie gegen den Widerstand des Bandes nach vorne und nach hinten.
3. Gehen (marschieren) Sie bei gedehntem Band auf der Stelle.
4. Achten Sie auf eine aufrechte Körperhaltung und auf eine koordinierte Abstimmung Ihrer Arm- und Beinbewegungen.

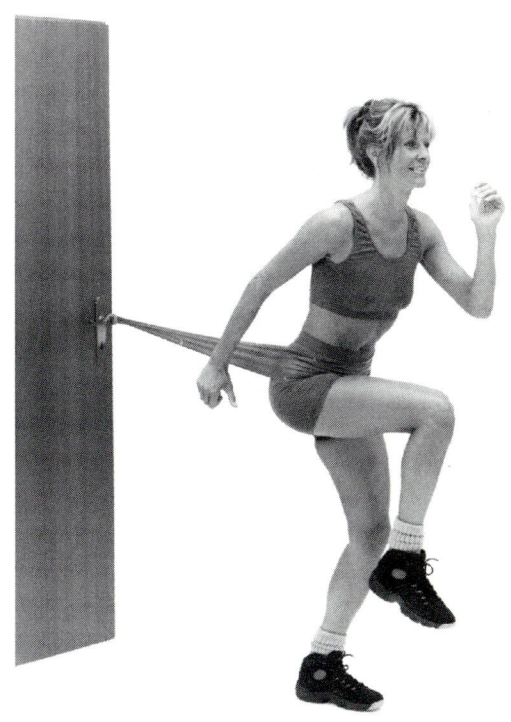

Aufwärmen mit dem Thera-Band

Übungen mit dem Fitnessball

Der hohe Aufforderungscharakter und seine vielseitige Verwendbarkeit sind die besonderen Merkmale des Fitnessballs, der gleichermaßen in der Therapie, im Training und im Spiel Verwendung findet. Darüber hinaus eignet sich «der große Ball» hervorragend als Sitzgelegenheit. Besonders dem Einsatz in den Rückenschulen ist es zu verdanken, dass mittlerweile auf einigen Millionen Bällen gesessen, geübt und entspannt wird.

Im Training mit dem Fitnessball können Sie eine ganze Palette körperlicher Aktivitäten umsetzen. Intensive Körpererfahrung, Sinneswahrnehmung und Entspannung sind genauso möglich wie gezieltes Kraft- und Koordinationstraining. Der Ball als Übungs- und Sitzgerät fordert und fördert die gesamte Sensomotorik, d. h. die Informationsaufnahme über die Sinnesorgane, die Informationsverarbeitung im zentralen Nervensystem sowie die Informationsweitergabe an die Bewegungsorgane.

Für Ihr Training mit dem Fitnessball sollten Sie einige spezifische Hinweise beachten:

- Fitnessbälle gibt es in verschiedenen Größen und Farben. Um die für Sie richtige Ballgröße zu ermitteln, setzen Sie sich am besten auf einen Ball. Günstig ist es, wenn die Oberschenkel leicht nach unten abfallen. Haben Sie keine Möglichkeit, den Ball vorher zu testen, so orientieren Sie sich an Ihrer Körpergröße. Die Ballgröße ergibt sich, wenn Sie von der Körpergröße 100 cm abziehen. Sollten Sie den Ball nur zum Trainieren und weniger zum Sitzen benutzen wollen, wählen Sie einen etwas kleineren Ball.
- Pumpen Sie den Ball bei Zimmertemperatur so weit auf, dass er beim Sitzen leicht nachgibt und nur leicht abflacht. Ein zu prall aufgepumpter Ball ist unangenehm beim Üben. Da das Material nachgibt, erreichen Sie den vollen Umfang erst bei nochmaligem Nachpumpen (nach ein bis zwei Tagen).
- Fitnessbälle sind mit bis zu 400 kg extrem belastbar. Dennoch sollten Sie darauf achten, dass Sie den Ball nicht durch Hitze oder spitze, kantige Gegenstände (Messer, Schere, Reißnägel, Möbelecken) beschädigen! Die Luft lassen Sie heraus, indem Sie den Stöpsel mit einem Kaffeelöffel oder einer Münze herausziehen. Ist der Ball unförmig oder beschädigt (hat er z. B. ein kleines Loch oder ist rissig), tauschen Sie ihn gegen einen neuen Ball aus, da sonst Unfallgefahr besteht.
- Bei zu glattem oder zu hartem Boden können Sie eine Gymnastikmatte als Unterlage benutzen.

- Achten Sie beim Hinsetzen darauf, dass der Fitnessball sich auch wirklich unter Ihrem Gesäß befindet. Fixieren Sie den Fitnessball mit den Händen, bevor Sie sich setzen.
- Machen Sie sich zuerst mit dem Ball vertraut. Gewöhnen Sie sich an die Eigenschaften des Balls und die verschiedenen Positionen (Sitz, Bauchlage, Rückenlage).
- Führen Sie die Übungen zunächst behutsam aus. Der Ball bildet für den Körper eine labile Unterlage, sodass unkontrollierbare Beschleunigungen leicht auftreten können. Sie sollten beim Üben immer in der Lage sein, die Bewegungen an einer beliebigen Stelle abzustoppen.

Rumpfstabilisierung und Haltungsschulung

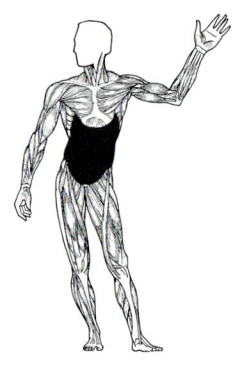

Übungsbeschreibung

1. Stehen Sie im Parallelstand mit leicht gebeugten Beinen vor einer Wand. Nehmen Sie den Fitnessball zwischen Brustbein und Wand.
2. Versuchen Sie den Ball etwas hochzurollen, indem Sie Ihr Brustbein (Brustkorb) heben. Bewegen Sie den Ball etwas in diagonaler Richtung.
3. Ziehen Sie die Handrücken nach hinten und drücken Sie mit dem Brustbein gegen den Ball.

Ergänzende Übungshinweise

• Reiben (klopfen) Sie vor der Übung leicht Ihr Brustbein ab, um diesen Bereich zu sensibilisieren.
• Halten Sie während der gesamten Übung den Rumpf stabil.

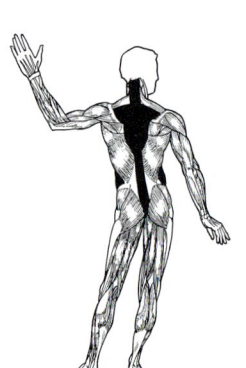

Trainierte Muskulatur

++   Bauchmuskulatur

+   Rückenstreckmuskulatur

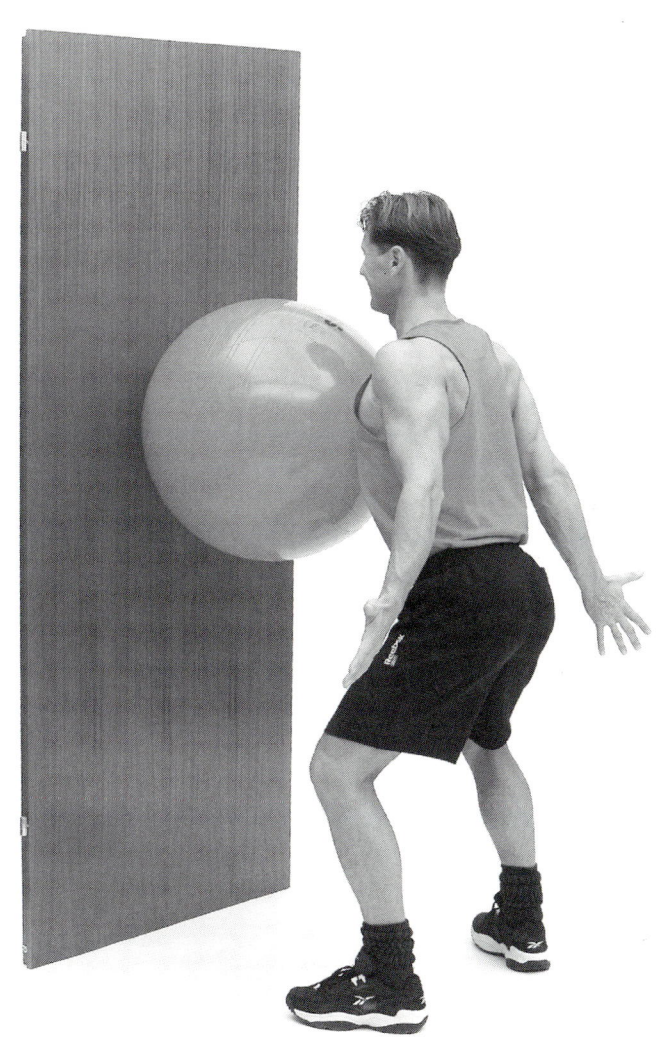

Rumpfstabilisierung und Haltungsschulung   *43*

Rückenmuskulatur und Haltungsschulung

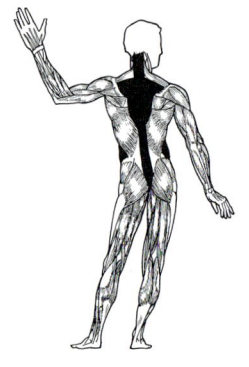

Übungsbeschreibung

1. Federn Sie in aufrechter Sitzhaltung auf dem Ball. Drehen Sie dabei die gestreckten Arme nach außen und ziehen Sie die Schulterblätter zur Mitte.
2. Bei jedem dritten Federn heben Sie das Gesäß ein wenig vom Ball ab und neigen Sie den Oberkörper nach vorne. Heben Sie bewusst das Brustbein nach oben.
3. Bewegen Sie den Oberkörper in Bewegungsrichtung Ihrer Beine diagonal nach vorne und nach oben.

Variationen

- Strecken Sie Ihre Arme in U-Halte nach oben.
- Strecken Sie Ihre Arme nach oben und führen Sie kleine, schnelle Bewegungen durch (Hackeln).

Ergänzende Übungshinweise

- Sie schulen mit dieser Übung die aufrechte Körperhaltung in der Bewegung.
- Wenn Sie die Endposition halten, trainieren Sie gleichzeitig die Beinmuskulatur.

Trainierte Muskulatur

++   Rückenstreckmuskulatur

+   Interskapuläre Muskulatur

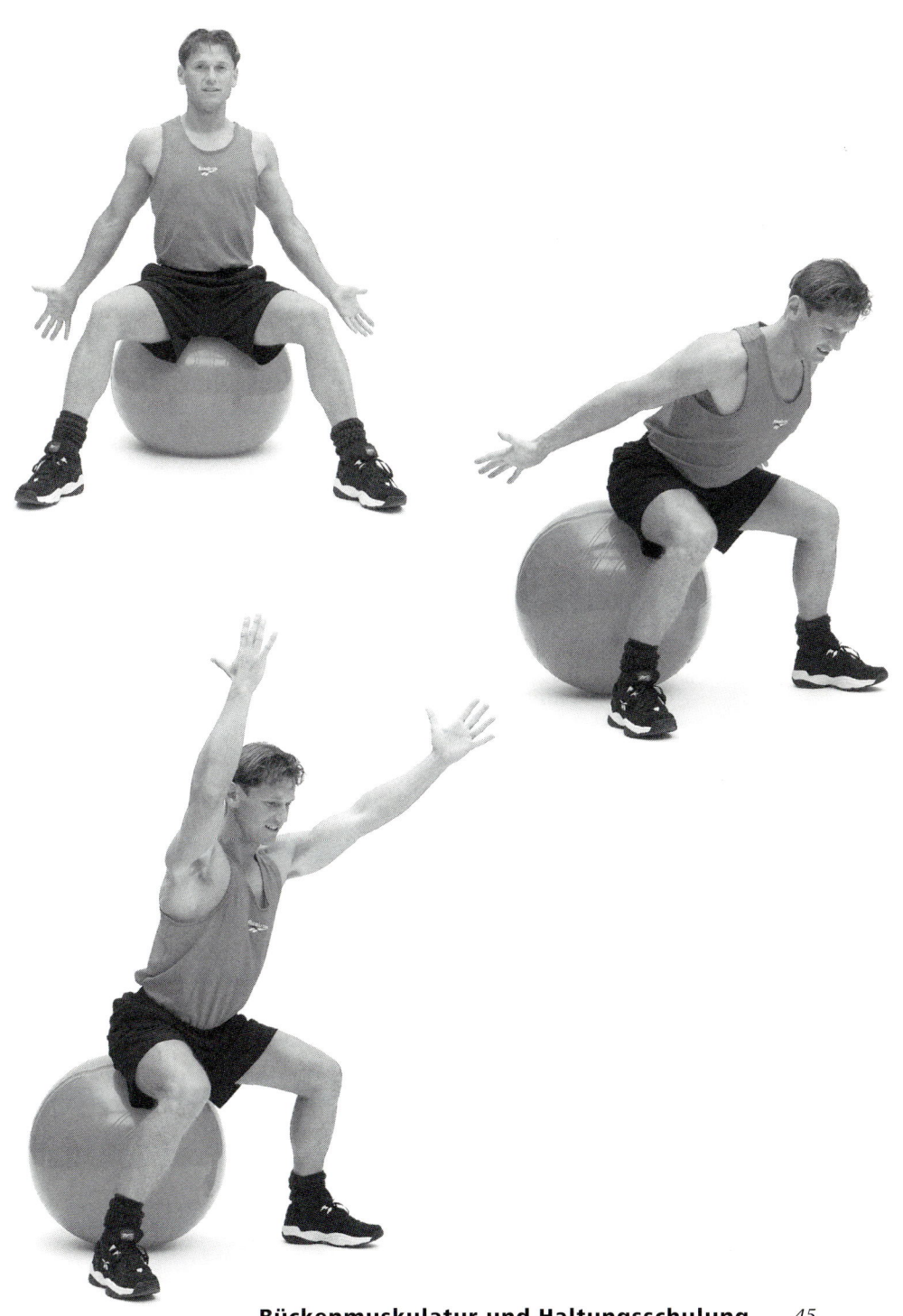

Rückenmuskulatur und Haltungsschulung 45

Rückenmuskulatur

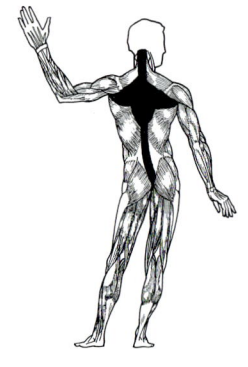

Übungsbeschreibung

1. Knien Sie sich hinter den Ball und legen Sie sich dann darüber. Berühren Sie mit den Händen Ihre Schläfen und nehmen Sie die Ellenbogen nach hinten.
2. Heben Sie den Oberkörper bis zur Waagrechten an und senken Sie ihn wieder.
3. Rollen Sie danach die Wirbelsäule bewusst Wirbel für Wirbel nach oben. Der Brustkorb verlässt dabei den Ball Rippe für Rippe (zur Eigenkontrolle).

Variationen

- Heben Sie den Oberkörper seitlich an.
- Drehen Sie den Oberkörper in der waagrechten Position.

Ergänzende Übungshinweise

- Becken und Bauch haben immer vollen Kontakt zum Ball.
- Leichter wird die Übung, wenn Sie die Arme dicht am Oberkörper halten.
- Durch eine Verlängerung der Hebel (U-Halte), eine Verwendung von Gewichten und Widerständen intensivieren Sie die Übung.
- Die labile Unterlage des Balls schult Gleichgewicht, Koordination und Reaktion.

Trainierte Muskulatur

++   Rückenstreckmuskulatur

+   Interskapuläre Muskulatur

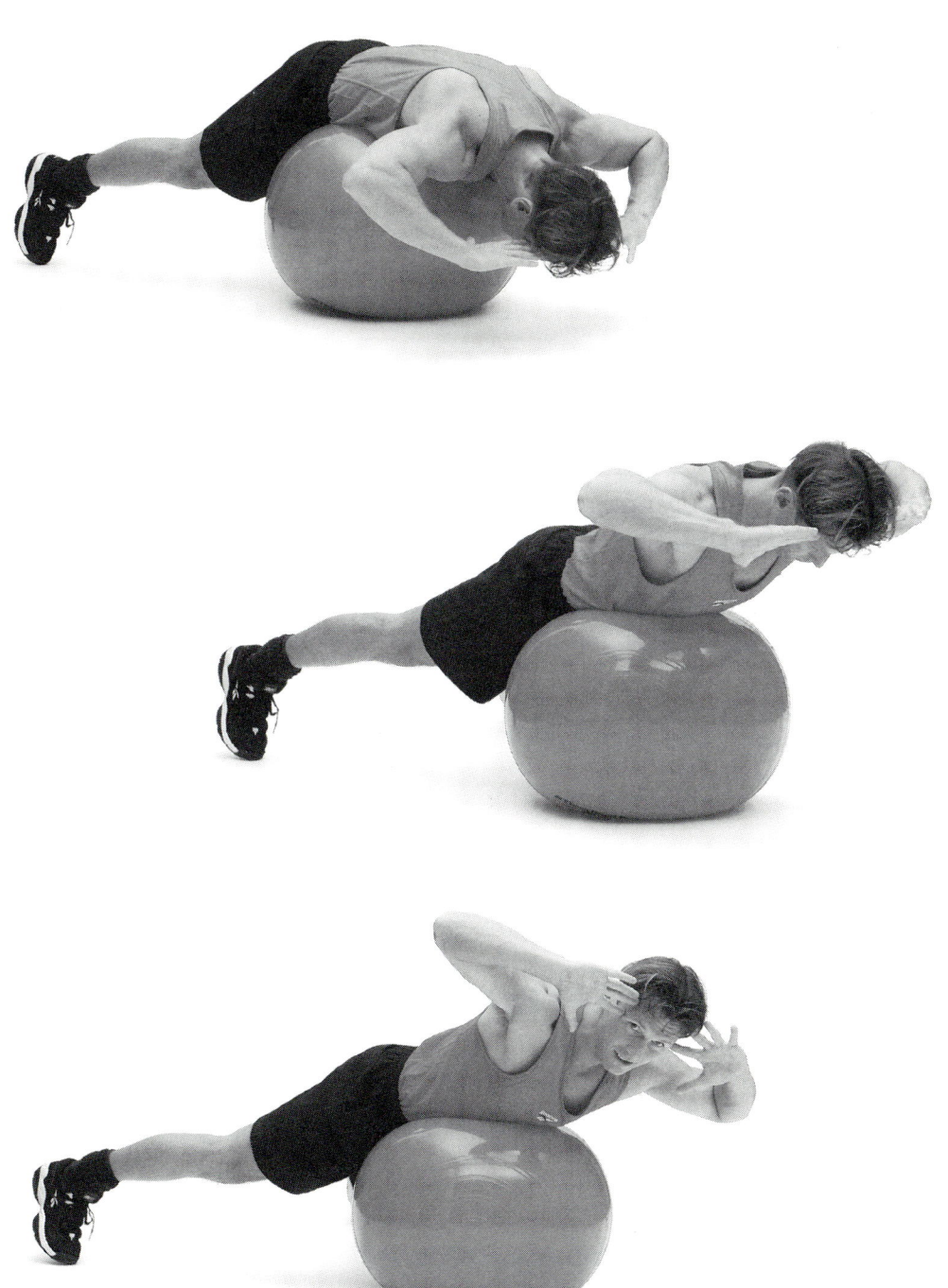

Rückenmuskulatur

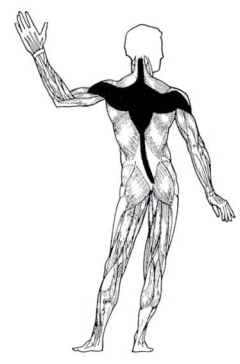

Übungsbeschreibung

1. Knien Sie sich hinter den Ball und legen Sie sich darüber. Legen Sie beide Hände an den Ball.
2. Richten Sie den Oberkörper auf und drehen Sie ihn zu einer Seite hin auf. Nehmen Sie dabei den jeweiligen Arm angewinkelt neben den Kopf.

Ergänzender Übungshinweis

- Sie können die Bewegungsausführung mit der anderen Hand unterstützen.

Trainierte Muskulatur

++ Rückenstreckmuskulatur
++ Interskapuläre Muskulatur

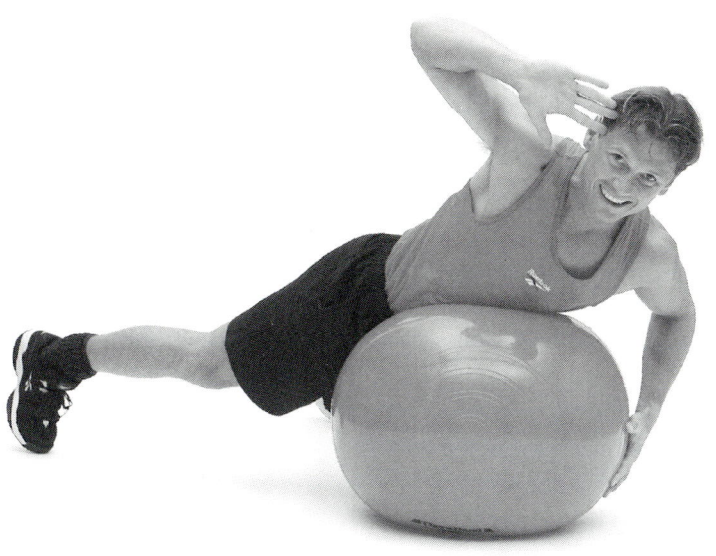

Rückenmuskulatur

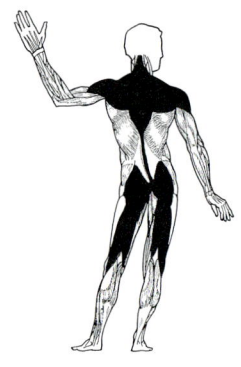

Übungsbeschreibung

1. Heben Sie in Bauchlage beide Beine (Arme) an. Stabilisieren Sie den Körper und heben Sie zusätzlich einen Arm (Bein).
2. Heben Sie nun den zweiten Arm (das zweite Bein) an. Versuchen Sie zu balancieren.

Ergänzende Übungshinweise

- Tasten Sie sich langsam an die Endstellung heran, indem Sie zuerst die Beine und dann nacheinander die Hände lösen.
- Spannen Sie Ihren Körper an.
- Diese Übung schult ganz besonders Ihr Gleichgewichtsgefühl.

Trainierte Muskulatur

++ Rückenstreckmuskulatur
+   Hüftstreckmuskulatur
+   Schultergürtelmuskulatur

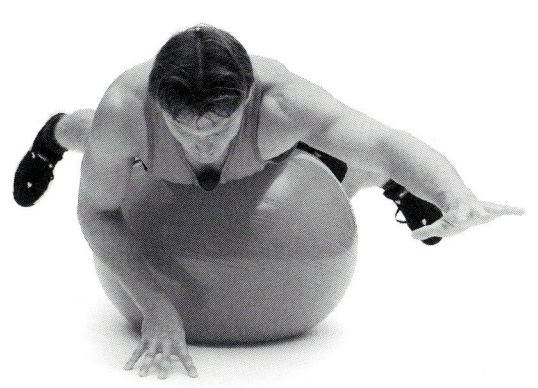

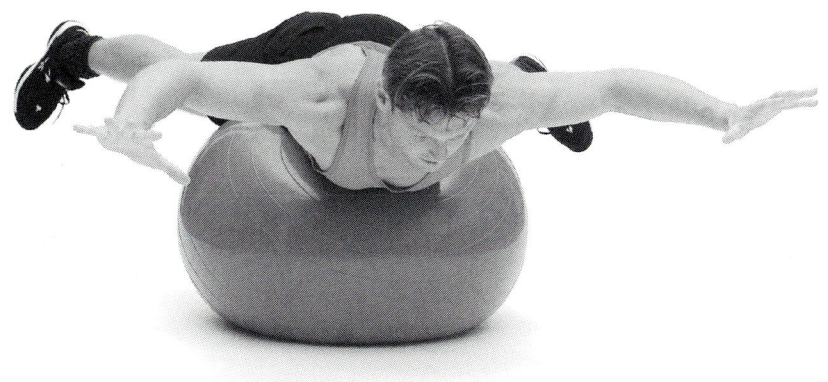

Vordere Halsmuskulatur

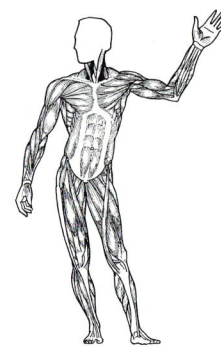

Übungsbeschreibung

1. Legen Sie sich rücklings auf den Ball. Die Brustwirbelsäule und der Kopf liegen auf dem Ball.
2. Heben Sie den Kopf und ziehen Sie das Kinn
   leicht heran (Doppelkinn). Achten Sie darauf,
   dass der Kopf in Verlängerung der Wirbelsäule
   gehalten wird.

Variation

• Heben Sie Ihren Kopf (Doppelkinn) und drehen
  Sie ihn zur Seite.

Ergänzende Übungshinweise

• Nehmen Sie zur Kontrolle eine Faust zwischen
  Kinn und Brustbein.
• Bei auftretendem Schwindel oder Übelkeit soll-
  ten Sie die Übung abbrechen und Ihren Arzt
  konsultieren.
• Führen Sie max. 8–10 Wiederholungen durch.
• Führen Sie Kräftigungsübungen für die Halswir-
  belsäule zu Beginn Ihrer Trainingseinheit durch.
  Dann sind Sie noch konzentriert und die ober-
  körperstabilisierende Muskulatur ist noch frisch.

Trainierte Muskulatur
++   Halsbeugemuskeln

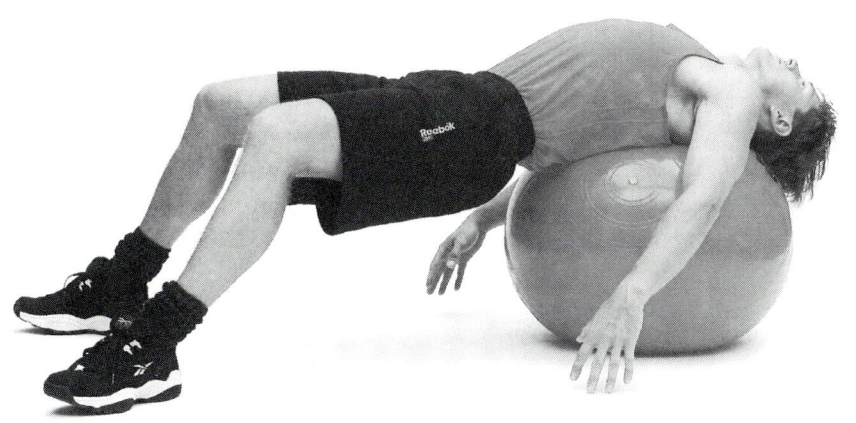

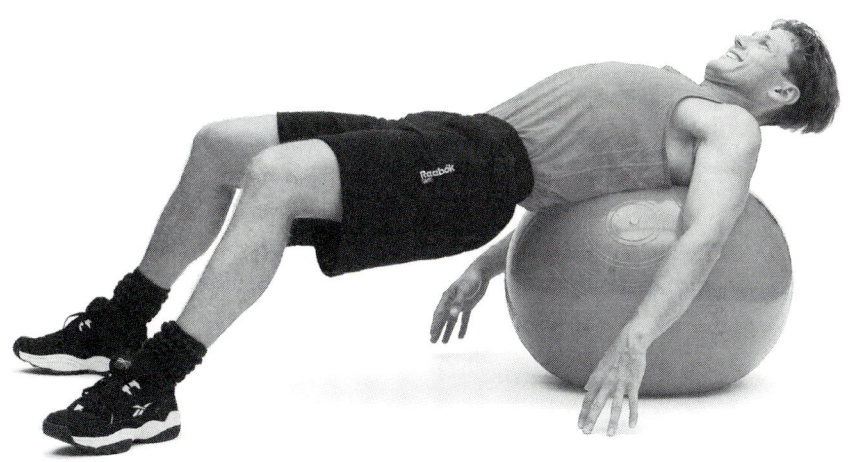

Bauchmuskulatur

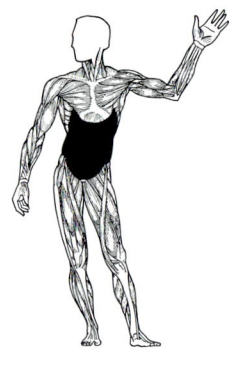

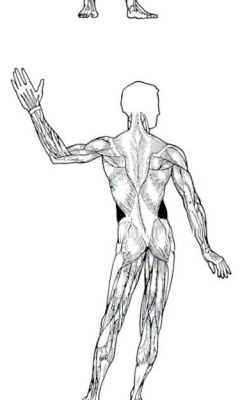

Übungsbeschreibung

1. Winkeln Sie in der Rückenlage Ihre Beine an. Ziehen Sie die Zehen heran und drücken Sie die Fersen in die Unterlage.
2. Rollen Sie den Ball nach oben zu den Knien.
3. Nach kurzem Halten rollen Sie den Ball wieder nach unten.

Variationen

- Rollen Sie den Ball an einem Knie nach oben und nach unten.
- Tippen Sie mit dem Ball abwechselnd auf das Knie und auf den Boden.

Ergänzende Übungshinweise

- Strecken Sie Ihren Nacken und ziehen Sie leicht das Kinn heran (Doppelkinn). Sie können den Kopf auch mit einer Hand unterstützen.
- Rollen Sie den Ball am Endpunkt mit kleinen Bewegungsausschlägen.

Trainierte Muskulatur
++ Gerade Bauchmuskulatur
++ Schräge Bauchmuskulatur

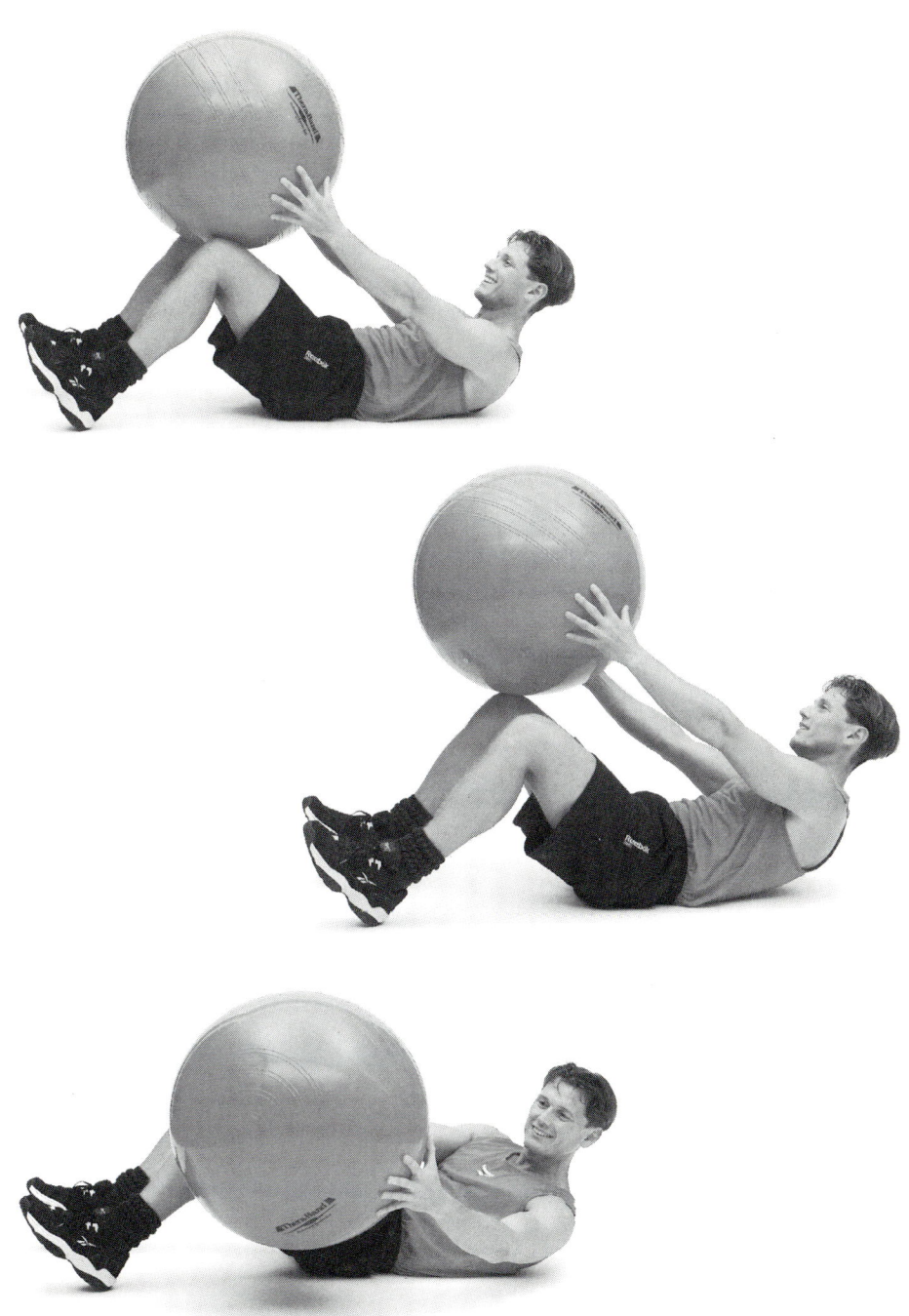

Bauchmuskulatur

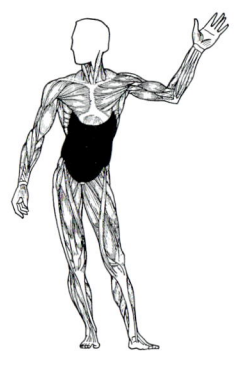

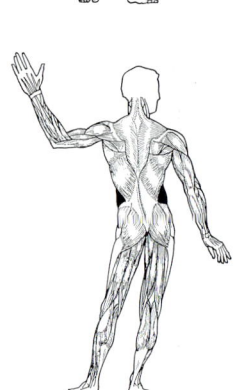

Übungsbeschreibung

1. Winkeln Sie in der Rückenlage Ihre Beine an. Legen Sie den Fitnessball auf Ihre Unterschenkel.
2. Schieben Sie Ihre Beine etwas nach vorne. Halten Sie dabei Ihre Lendenwirbelsäule auf der Unterlage.

Variationen

- Werfen Sie den Ball abwechselnd von den Füßen zu den Händen (fliegender Ball).
- Werfen Sie den Ball nach vorne (seitlich) gegen eine Wand und fangen Sie ihn wieder. Behalten Sie währenddessen die Endstellung bei.

Ergänzende Übungshinweise

- Achten Sie beim Auffangen mit den Beinen darauf, dass Sie Ihr Becken stabilisieren und die Lendenwirbelsäule am Boden lassen (Vorsicht Hohlkreuz!).
- Nutzen Sie beim Werfen den ganzen Bewegungsweg und stabilisieren Sie dabei Ihren Rumpf.

Trainierte Muskulatur

++ Gerade Bauchmuskulatur

++ Schräge Bauchmuskulatur

+ Hüftbeugemuskeln

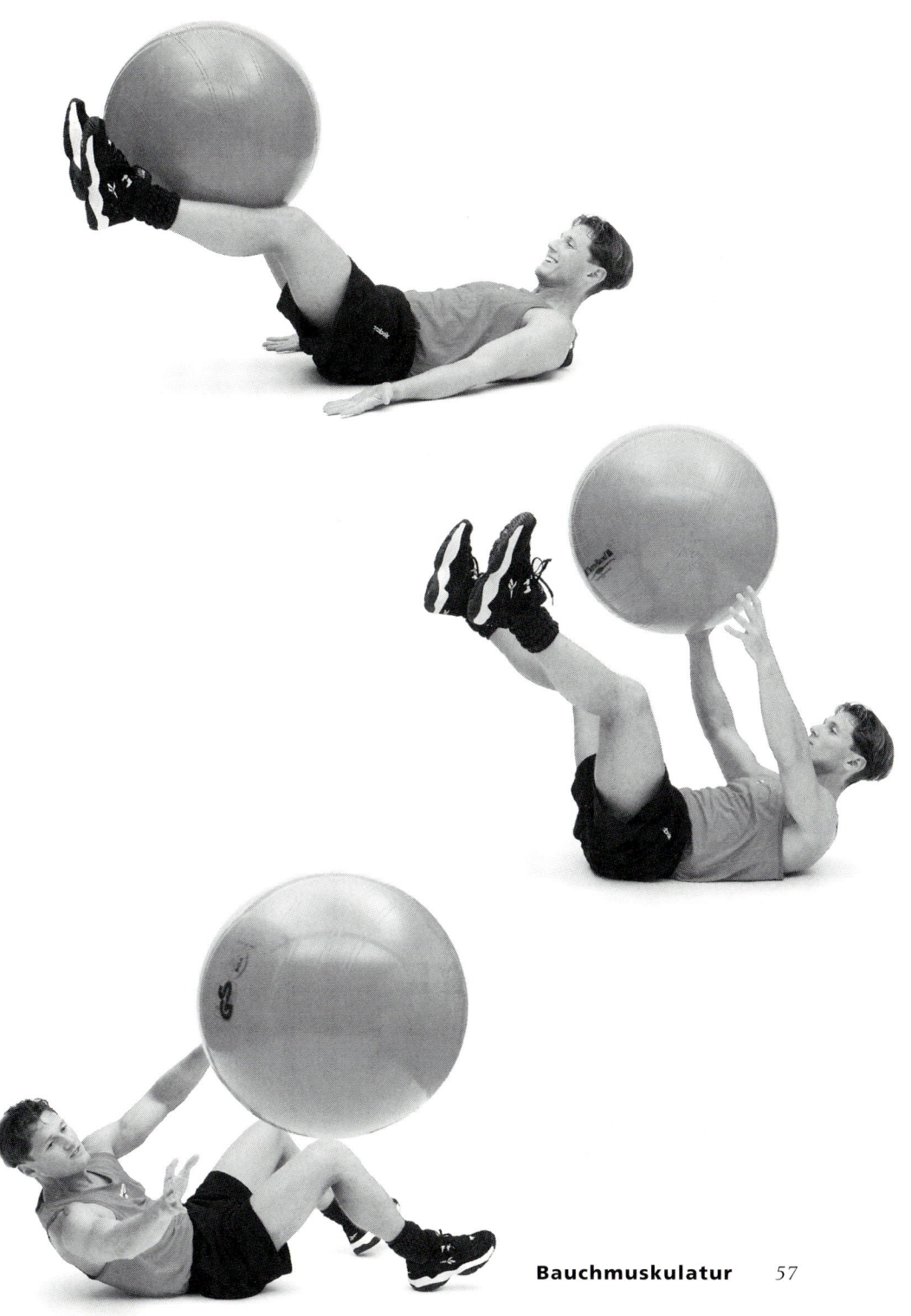

Rumpf- und Gesäßmuskulatur

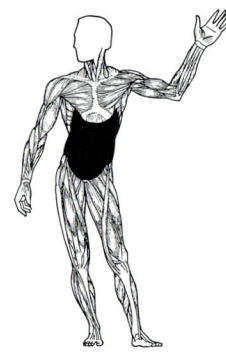

Übungsbeschreibung

1. Halten Sie im Sitz bewusst Ihren Oberkörper aufrecht, indem Sie Ihr Brustbein anheben. Gehen Sie mit den Füßen in kleinen Schritten nach vorne und nach hinten. Stabilisieren Sie Ihren «geraden» Oberkörper in der Schrägposition.
2. Wandern Sie so weit nach vorne, dass Sie in Rückenlage mit dem Schultergürtel auf dem Ball liegen.
3. Halten Sie Ihre Rumpfspannung und stemmen Sie Ihre Arme in Richtung Ihrer Füße.
4. Gehen Sie auf der Stelle (nach rechts, nach links) und balancieren Sie mit den Schultern auf dem Ball.

Variationen

- Heben Sie ein Bein und strecken Sie es nach vorne weg.
- Nehmen Sie in Position 1 Ihre Arme nach oben und führen Sie kleine schnelle Bewegungen durch (Hackeln).

Ergänzende Übungshinweise

- Halten Sie die Grundspannung.
- Diese Übung erzeugt eine reaktive Aktivität der gesamten Rumpfmuskulatur.

Trainierte Muskulatur

++ Rückenstreckmuskulatur
++ Hüftstreckmuskulatur
++ Bauchmuskulatur

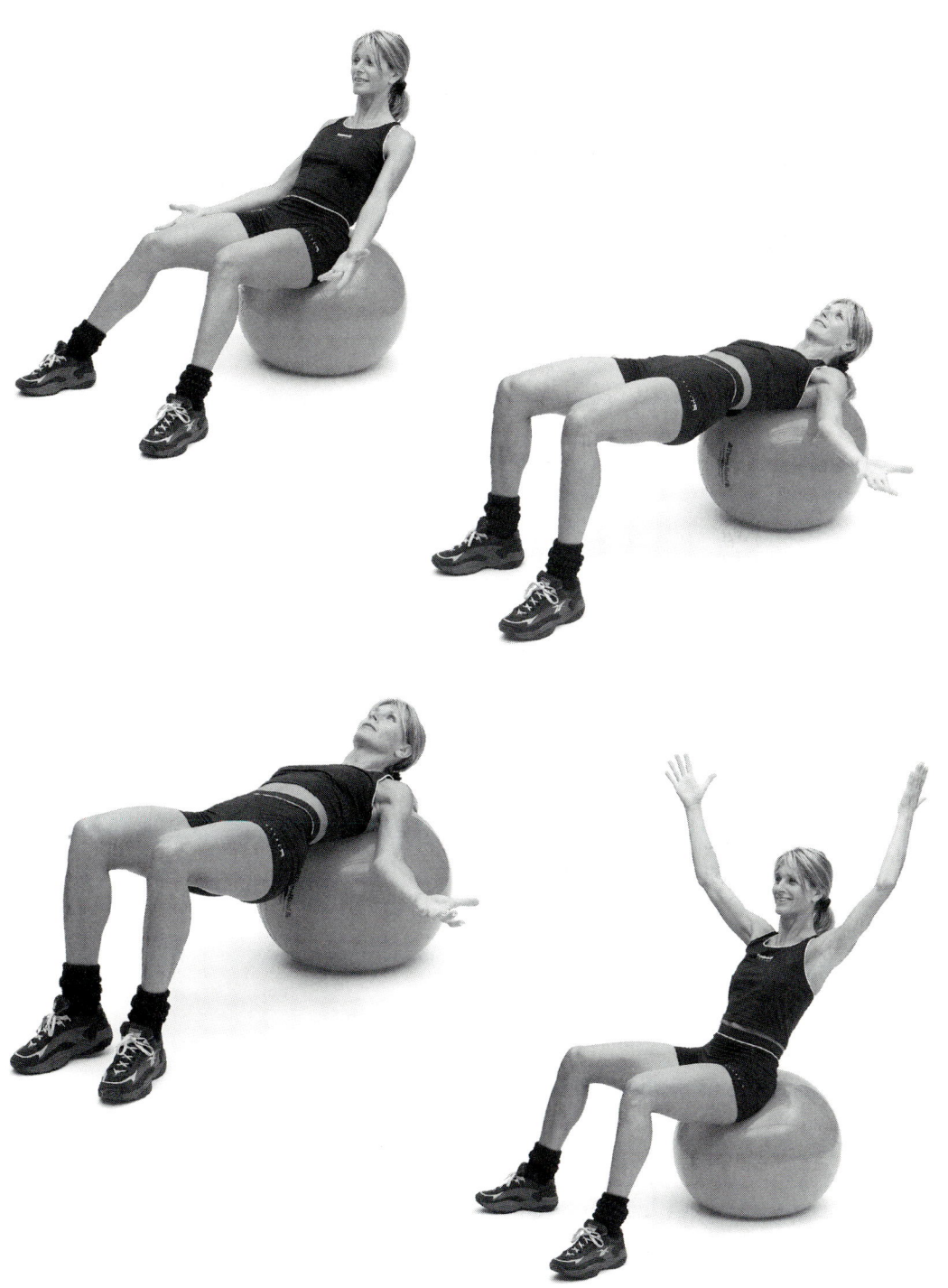

Rumpf- und Gesäßmuskulatur 59

Seitliche Rumpfstabilisatoren

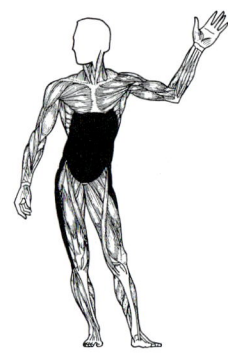

Übungsbeschreibung

1. Heben Sie den Oberkörper seitlich nach oben.

Variation

* Legen Sie sich umgekehrt mit den Füßen auf den Ball. Heben Sie Ihr Becken nach oben, sodass der Körper eine Linie bildet.

Ergänzender Übungshinweis

* Halten Sie die Grundspannung.

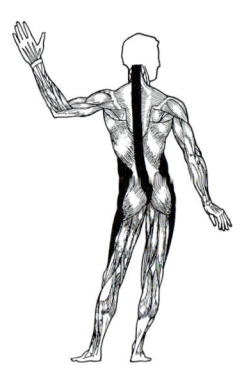

Trainierte Muskulatur

++   Bauchmuskulatur

++   Viereckiger Lendenmuskel

+   Gesäßmuskulatur

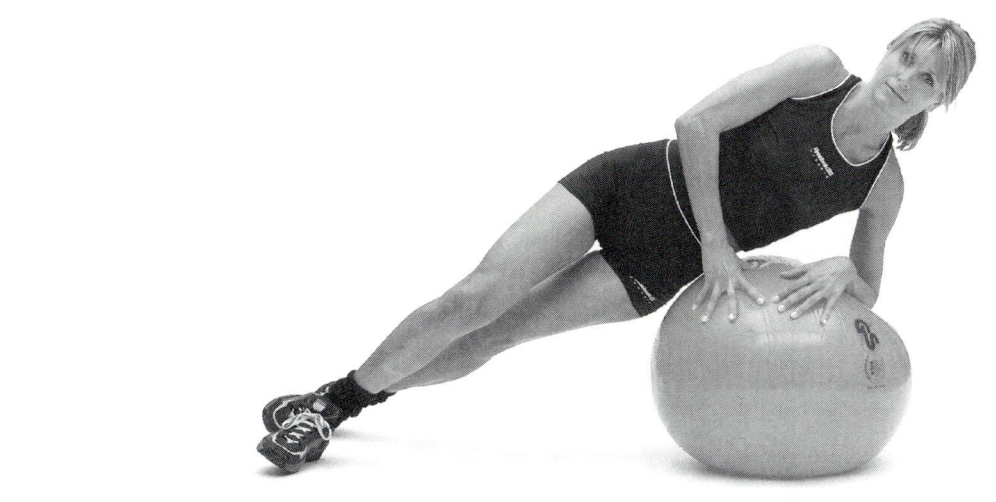

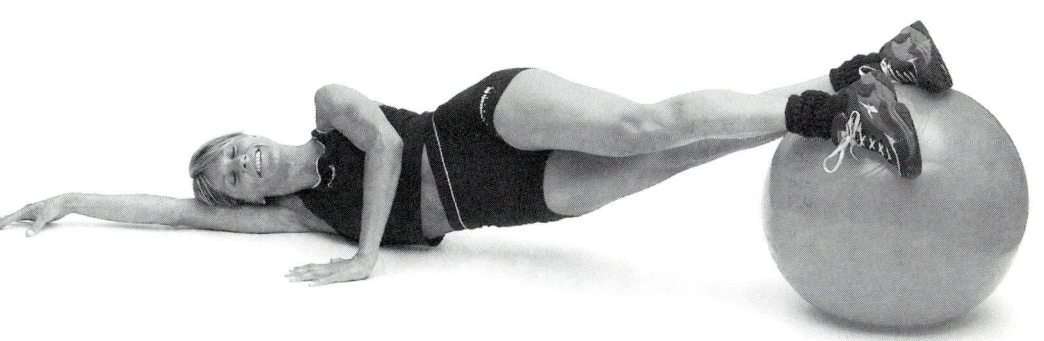

Rücken-, Gesäß- und hintere Oberschenkelmuskulatur

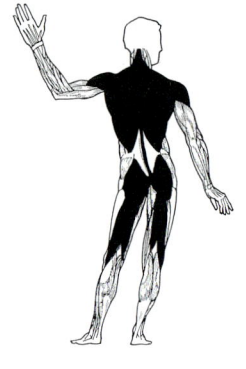

Übungsbeschreibung

1. Legen Sie in Rückenlage beide Beine auf den Ball. Drücken Sie die Handrücken in den Boden und ziehen Sie die Zehen an.
2. Heben Sie das Gesäß so weit nach oben, dass der Körper eine Linie bildet.
3. Senken und heben Sie das Gesäß im Wechsel.

Variationen

- Drehen Sie beide Beine nach rechts und nach links.
- Heben Sie im Wechsel ein Bein an.
- Lösen Sie den diagonalen Arm vom Boden ab.
- Lösen Sie beide Arme vom Boden ab.

Ergänzende Übungshinweise

- Heben Sie das Gesäß nur so weit nach oben, dass der Körper eine Linie bildet.
- Intensivieren Sie die Übung erst, wenn Sie den Körper stabil halten können.
- Schwieriger gestalten Sie die Übung, wenn Sie die Auflagefläche verringern (Bein, Arm anheben) oder Bewegungen von Armen und Beinen hinzufügen.

Trainierte Muskulatur

++ Gesäßmuskulatur
++ Hintere Oberschenkelmuskulatur
++ Rückenstreckmuskulatur
+   Oberflächliche Rückenmuskulatur

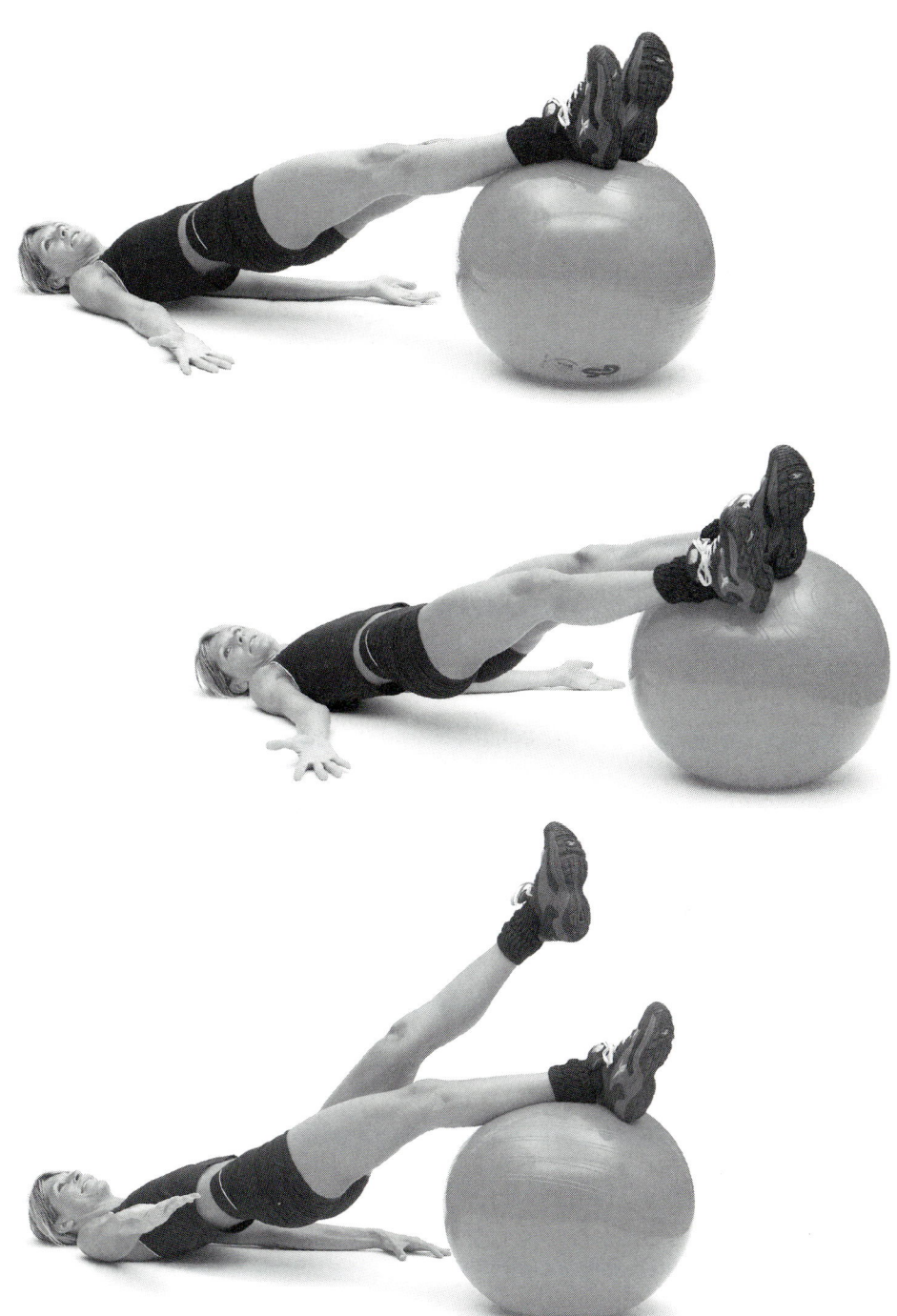

Rücken-, Gesäß- und hintere Oberschenkelmuskulatur 63

Schultergürtel-, Arm- und Rumpfmuskulatur

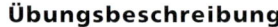

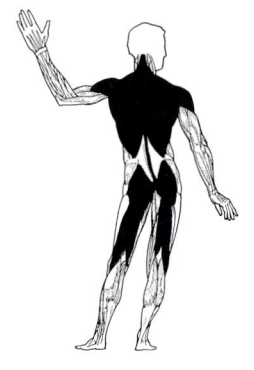

Übungsbeschreibung

1. Legen Sie sich bäuchlings auf den Ball.
2. Wandern Sie mit Ihren Händen nach vorne, bis Ihr Becken auf dem Ball aufliegt. Der Körper bildet dabei eine Linie, d. h., die Wirbelsäule ist gestreckt.
3. Halten Sie die Körperspannung und wandern Sie danach mit den Händen wieder zurück.
4. Versuchen Sie, die Körperspannung bei verschiedenen Stützpunkten (Hüfte, Knie, Füße) zu halten.

Variationen

- Stützen Sie sich mit den Unterarmen ab. Bewegen Sie den Körper etwas nach rechts und nach links.
- Beugen und strecken Sie die Arme (Liegestütz).

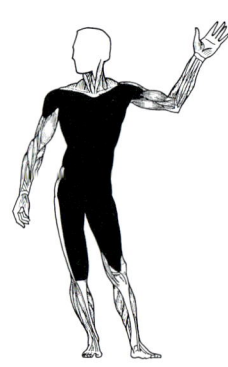

Ergänzende Übungshinweise

- Halten Sie den Kopf in Verlängerung der Wirbelsäule (Blick zum Boden).
- Halten Sie die Körperspannung.
- Eine Koordinationsschulung erreichen Sie, wenn Sie beide Hände jeweils auf einen Tennisball aufstützen.

Trainierte Muskulatur

++ Bauchmuskulatur

+ Rückenstreckmuskulatur

+ Gesäßmuskulatur

+ Beinmuskulatur

+ Schultergürtelmuskulatur

+ Oberarmmuskulatur

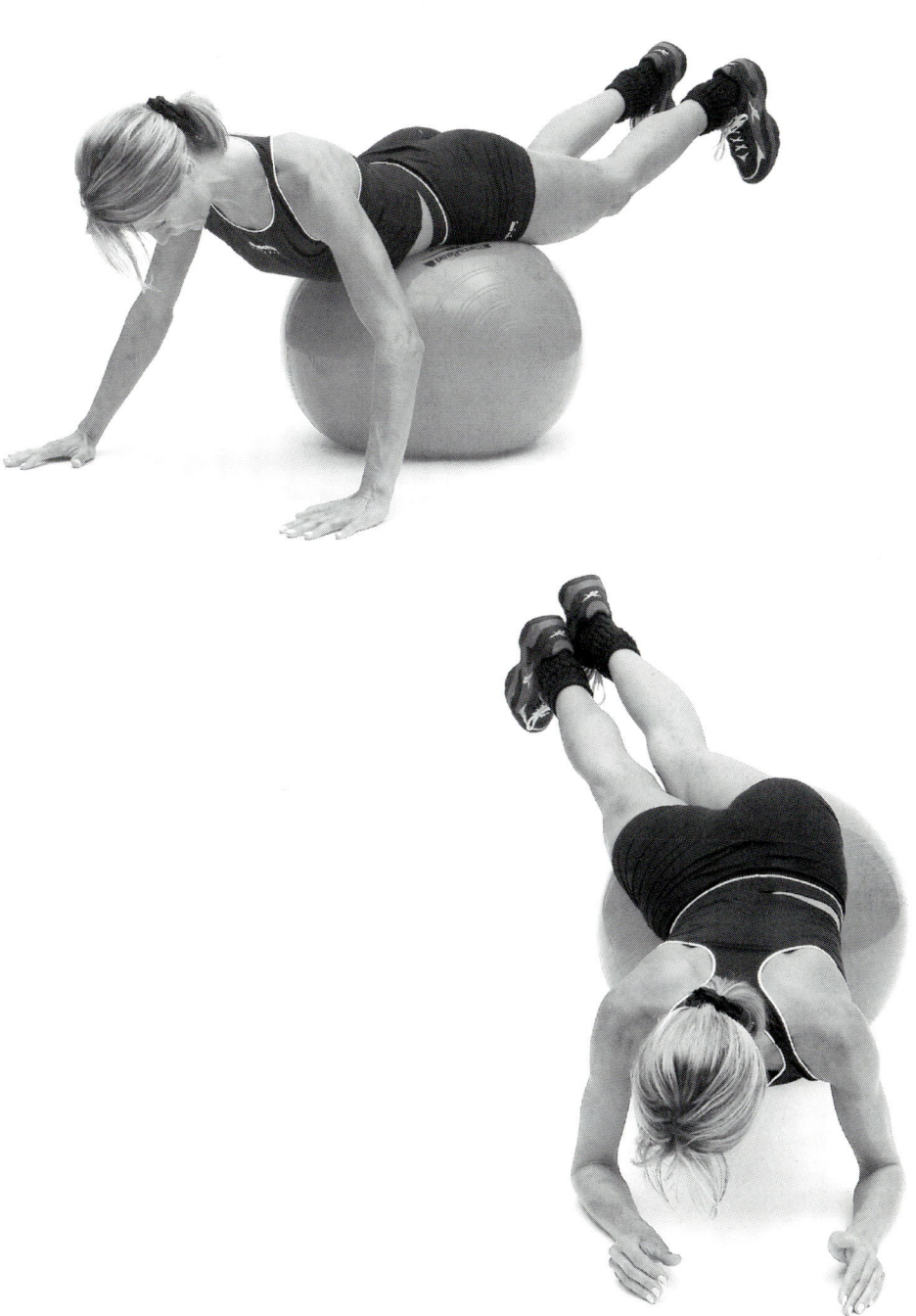

Schultergürtel-, Arm- und Rumpfmuskulatur

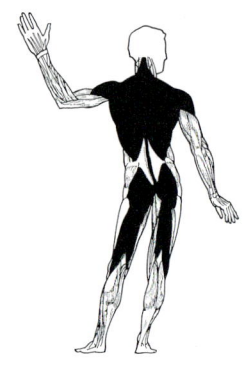

Übungsbeschreibung

1. Wandern Sie mit Ihren Händen nach vorne, bis Ihr Becken auf dem Ball aufliegt. Der Körper bildet dabei eine Linie, d. h., die Wirbelsäule ist gestreckt.
2. Tippeln Sie schnell mit den Händen auf der Stelle, nach rechts und links, nach vorne und hinten.
3. Drehen Sie Ihren gestreckten Körper leicht nach rechts und nach links.

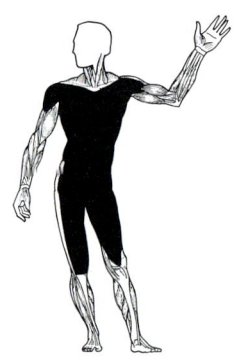

Variation

• Drehen Sie den Körper zur Seite und spreizen Sie in der Endposition das obere Bein.

Ergänzende Übungshinweise

• Halten Sie den Kopf in Verlängerung der Wirbelsäule (Blick zum Boden).
• Halten Sie die Körperspannung.
• Tippeln Sie die Hände in breiter und in schmaler Handstellung.

Trainierte Muskulatur

++ Rückenstreckmuskulatur
++ Bauchmuskulatur
+   Gesäßmuskulatur
+   Beinmuskulatur
+   Schultergürtelmuskulatur
+   Oberarmmuskulatur

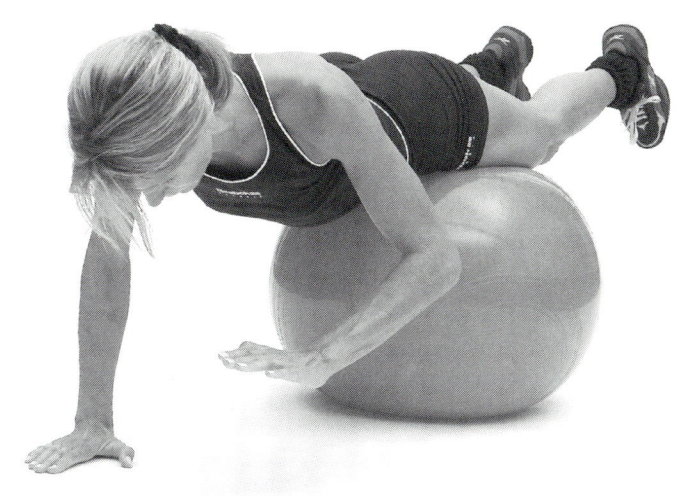

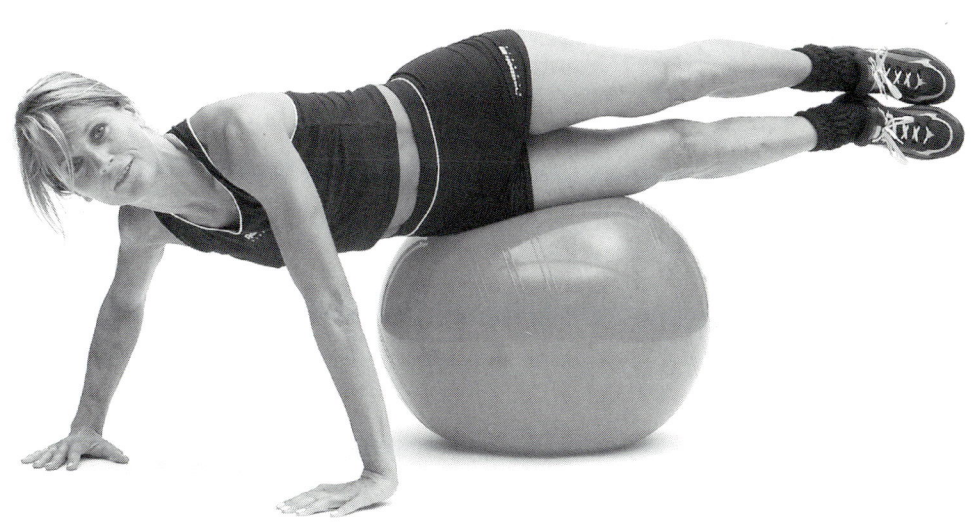

Ganzkörperkräftigung, Mobilisierung der Wirbelsäule

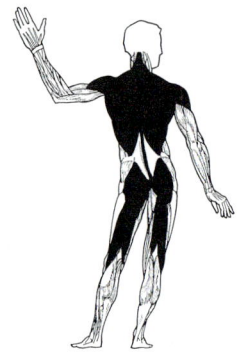

Übungsbeschreibung

1. Legen Sie sich in Bauchlage auf den Ball. Rollen Sie nach vorne und ziehen Sie dabei Ihre Knie unter den Bauch.
2. Stoppen Sie die Bewegung an verschiedenen Stellen. Stabilisieren Sie dabei Ihren Körper.

Ergänzende Übungshinweise

- Probieren Sie diese Bewegung zunächst ganz langsam.
- Setzen Sie sich in der Endposition ganz auf die Fersen ab. Das Gewicht lastet dabei auf dem Ball.

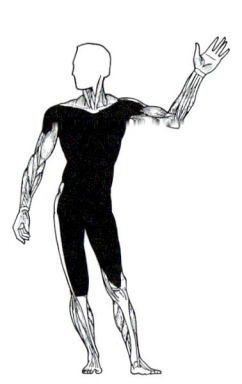

Trainierte Muskulatur

++ Rückenstreckmuskulatur

++ Bauchmuskulatur

+ Gesäßmuskulatur

+ Beinmuskulatur

+ Schultergürtelmuskulatur

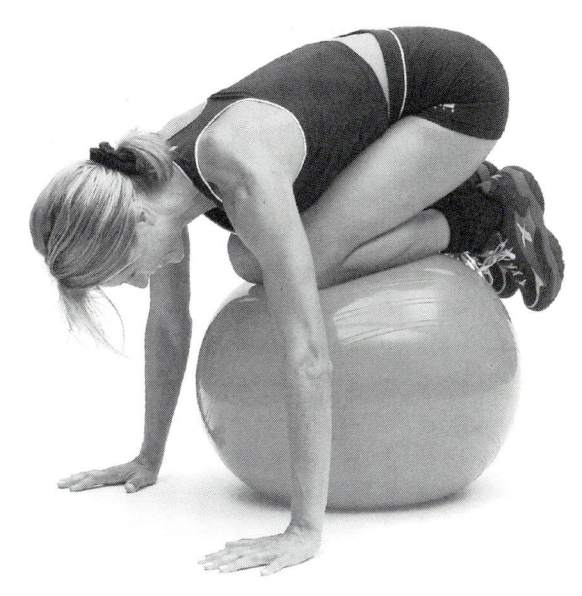

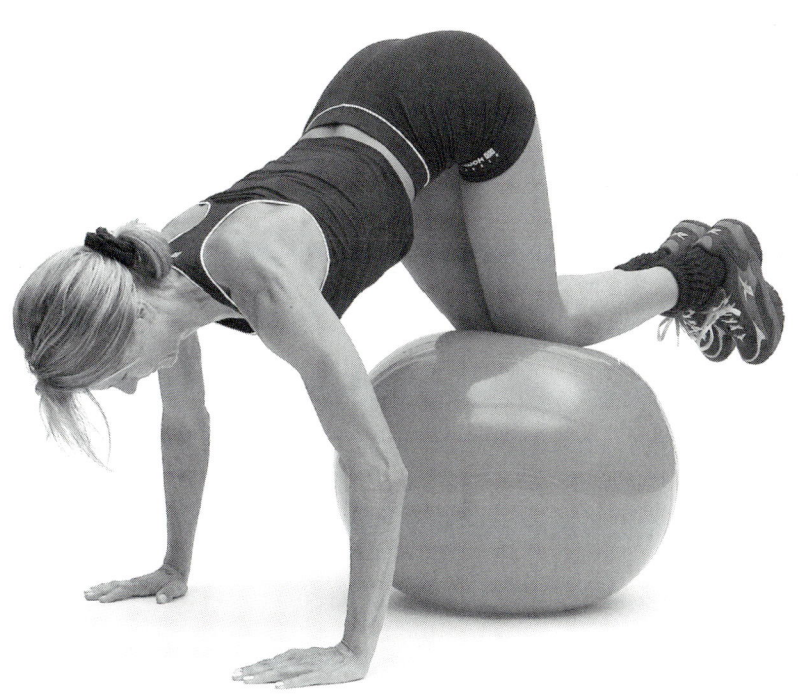

Ganzkörperkräftigung

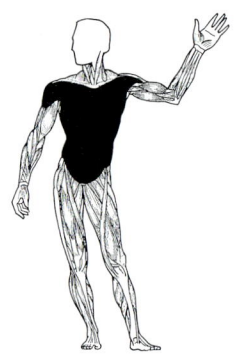

Übungsbeschreibung

1. Stützen Sie sich mit den Unterarmen auf den Ball.
2. Spannen Sie die Rumpfmuskulatur an.
3. Heben Sie die Knie etwas nach oben.

Variationen

- Bewegen Sie den Ball minimal nach rechts und links, nach vorne und hinten.
- Gehen Sie mit den Füßen auf der Stelle.
- Gehen Sie leicht nach rechts und nach links.

Ergänzende Übungshinweise

- Die Übung ist sehr anspruchsvoll und daher nur für trainierte Personen geeignet.
- Stabilisieren Sie Ihren Rumpf, d. h. machen Sie weder einen Buckel noch hängen Sie zwischen den Armen durch.

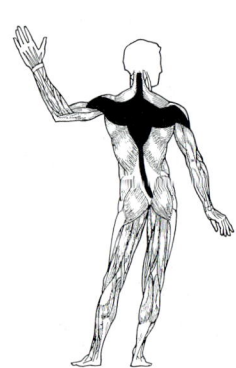

Trainierte Muskulatur

++   Rückenstreckmuskulatur

++   Bauchmuskulatur

+   Brustmuskulatur

+   Schultergürtelmuskulatur

+   Oberflächliche Rückenmuskulatur

+   Oberarmmuskulatur

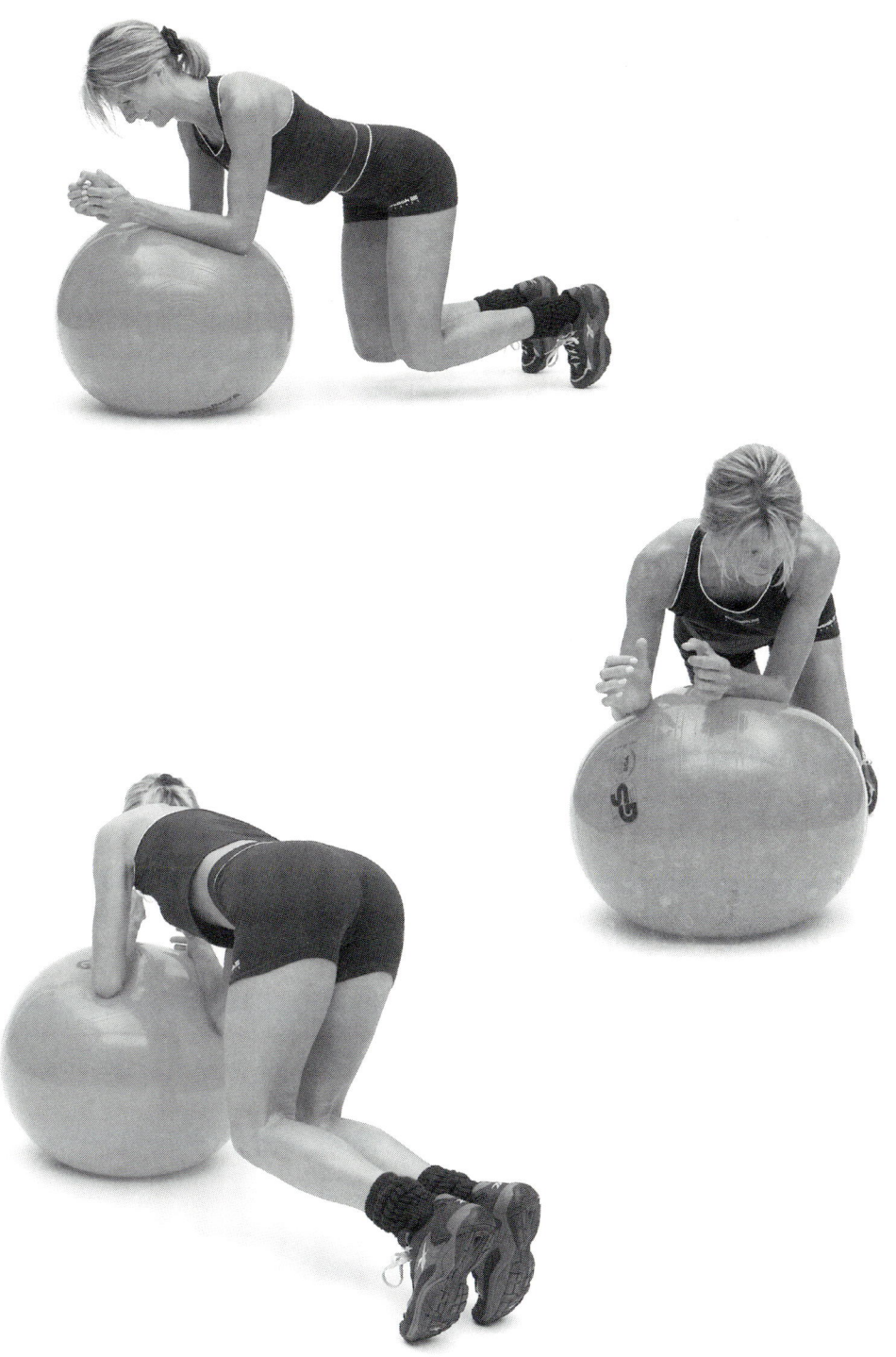

Beinmuskulatur

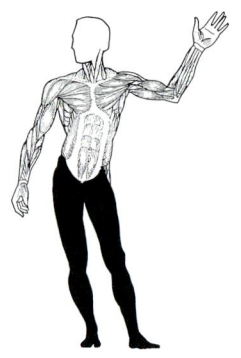

Übungsbeschreibung

1. Stehen Sie rücklings zur Wand. Klemmen Sie den Ball im Bereich der Lendenwirbelsäule zwischen Ihren Oberkörper und die Wand.
2. Beugen Sie Ihre Knie und rollen Sie dabei den Ball nach oben in den Bereich der Brustwirbelsäule. Ziehen Sie gleichzeitig beide Arme nach vorne.
3. Beugen und strecken Sie die Beine.

Ergänzende Übungshinweise

* Achten Sie darauf, dass Ihre Knie in Richtung der Zehen wandern und weder nach innen noch nach außen.
* Beugen Sie Ihre Beine max. bis 90 Grad.

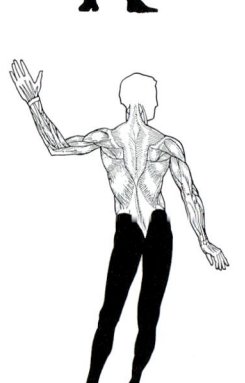

Trainierte Muskulatur
++   Beinmuskulatur (besonders vordere Oberschenkelmuskulatur)
+   Gesäßmuskulatur

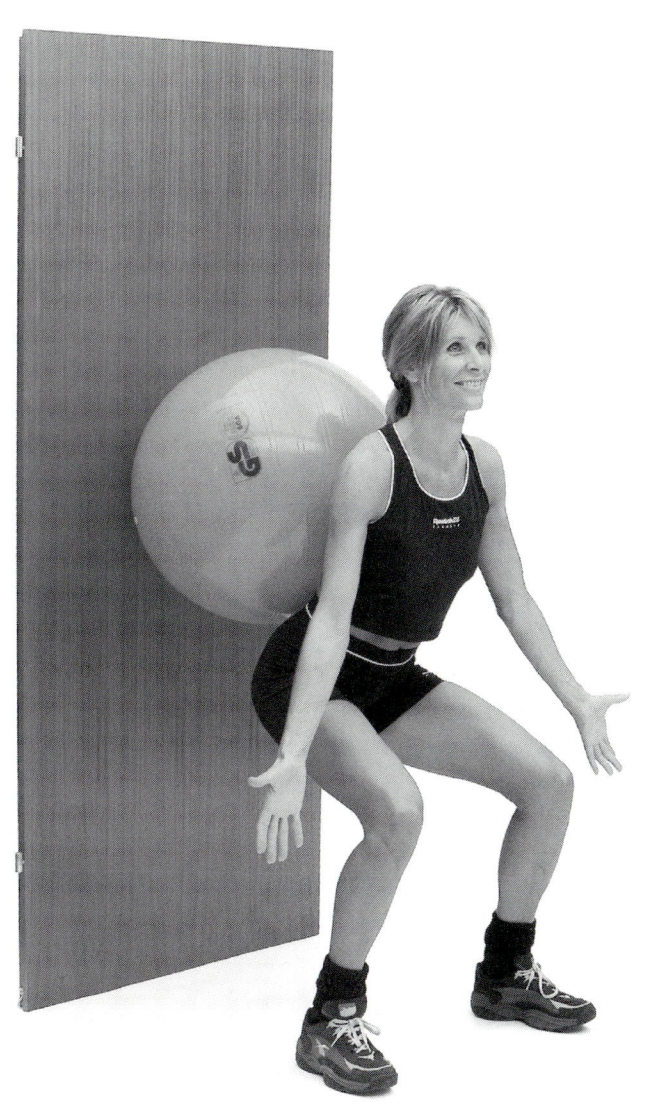

Übungen mit dem Thera-Band

Das Training mit dem Thera-Band ist ein sehr wirkungsvoller Weg zur Steigerung der Leistungsfähigkeit aller wichtigen Muskelpartien. Das Thera-Band ist ein elastisches Trainingsband aus Naturlatex. Material, Größe und eine fast lineare Widerstandsentwicklung machen es zu einem idealen Übungsgerät mit hervorragenden Möglichkeiten:

- Optimale Dehnungseigenschaften sichern einen angenehmen Trainingsablauf und gute Trainingskontrolle, weil plötzlich auftretende Kraftspitzen vermieden werden.
- Fast jede Muskelgruppe kann gezielt trainiert werden. Neben dem Training von Einzelmuskeln in isoliert eingelenkigen Übungen ist zudem das Training von ganzen Muskelschlingen in mehrgelenkigen Komplexbewegungen möglich, was sich positiv auf die Koordination und den Ausgleich muskulärer Ungleichgewichte auswirkt.
- Bei entsprechender Vordehnung bewirkt das Thera-Band eine muskuläre Gelenksicherung und fördert die Bewegungskontrolle.
- Es lässt sich unabhängig von Leistungsstand und Alter einsetzen. Zusammen mit dem Zubehör bietet es Vielseitigkeit und Abwechslungsreichtum.
- Es ist kostengünstig, leicht und handlich und kann deshalb mühelos transportiert werden. Viele Menschen nutzen es deshalb auch im Urlaub oder auf Geschäftsreisen.
- Das Thera-Band ist bei guter Pflege lange haltbar und sichert einen gleich bleibenden Widerstand auch bei längerer Nutzung.

Für Ihr Training mit dem Thera-Band sollten Sie einige spezifische Hinweise beachten:

- Erfahrungsgemäß ist das rote oder grüne Thera-Band für Frauen, das grüne oder blaue Thera-Band für Männer am besten geeignet. Wir empfehlen Ihnen eine Bandlänge von 200 cm bis 250 cm.
- Versuchen Sie Einrisse im Thera-Band zu vermeiden. Tragen Sie keinen scharfkantigen Schmuck oder Turnschuhe mit starkem Sohlenprofil. Überprüfen Sie Ihr Band vor Übungsbeginn stets auf Risse und Löcher.
- Reinigen Sie Ihr Thera-Band nach Bedarf mit klarem Wasser und pudern Sie es mit Talkum ein. Lagern Sie das Band trocken und dunkel. Vermeiden Sie Kontakt zu heißen Gegenständen (Ofen, Heizkörper) oder direkte Sonneneinstrahlung.

- Sollten Sie in einer Übung das Band als Schlinge benutzen, so verknoten Sie zum Üben die Enden in der benötigten Länge mit einem Doppelknoten.

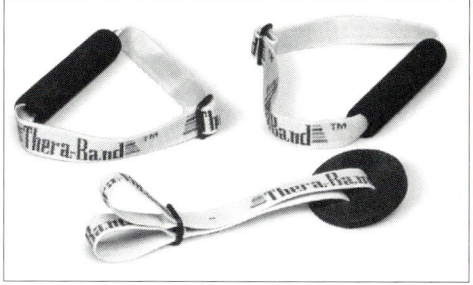

- Fixieren Sie das Band je nach Übung mit den Händen, den Füßen oder an feststehenden Gegenständen. Achten Sie dabei auf eine *sichere Befestigung* (Knoten, Schlingen).

- Wickeln Sie das Band so um die Hände, dass es allein durch die Zugspannung hält. Für das Üben hat das den Vorteil, dass Sie die im Alltag wenig beanspruchte Hand- und Fingerstreckmuskulatur trainieren.

- Nutzen Sie das Band breitflächig, um schmerzhafte Druckstellen und Blutzirkulationsstörungen zu vermeiden.

- In der Ausgangsstellung sollte das Band bereits leicht vorgedehnt sein. Es ist empfehlenswert, das Thera-Band in einem Ausdehnungsbereich von ca. 80 Prozent bis 500 Prozent Längenzunahme einzusetzen, da es hier einen annähernd linearen Verlauf zwischen der Ausdehnung und der Widerstandszunahme zeigt.[36]

- Sollten Sie das Latex-Material nicht direkt greifen wollen, z. B. aufgrund einer Allergie, helfen Ihnen die als Zubehör erhältlichen Griffe.

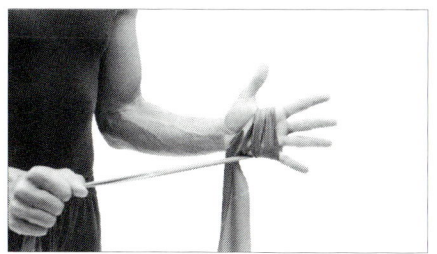
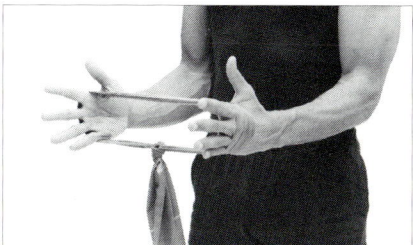

Schulteraußenrotatoren

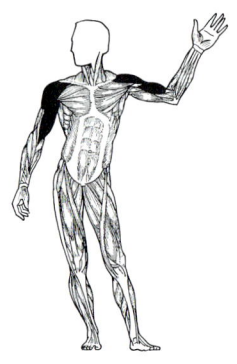

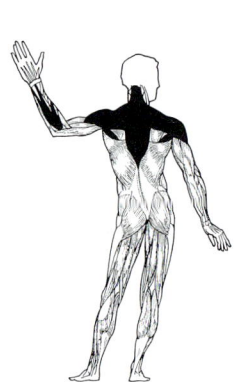

Übungsbeschreibung

1. Legen Sie das Thera-Band auf Ihre Hände und wickeln Sie es auf jeder Seite nach innen. Halten Sie Ihre Ellenbogen an Ihrem Körper und spreizen Sie die Finger.
2. Drehen Sie Ihre Unterarme nach außen. Die Hände führen die Bewegung. Unterstützen Sie die Armbewegung bewusst durch das Heben (Aufrichten) Ihres Brustkorbs.

Variationen

*   Kombinieren Sie die Schulteraußendrehung mit einer leichten Vorwärtsbewegung. Heben Sie zusätzlich Ihr hinteres Bein leicht an und schließen Sie dann außerdem noch die Augen.
*   Stehen Sie etwas weiter als hüftbreit im stabilen aufrechten Stand. Nehmen Sie eine etwas größere Schlinge des Thera-Bandes doppelt und legen Sie die Schlinge um Ihre Knie. Bewegen Sie Ihre Knie nach außen, sodass die Knie über die Zehen zeigen.

Ergänzende Übungshinweise

*   Diese Übung ist besonders geeignet für Personen mit instabilen Schultergelenken.
*   Die zweite Übungsvariation unterstützt den aufrechten Stand und führt besonders zu einer Aufrichtung der Fußgewölbe.

Trainierte Muskulatur
++   Außenrotatoren Schultergelenk
++   Hand- und Fingerstrecker

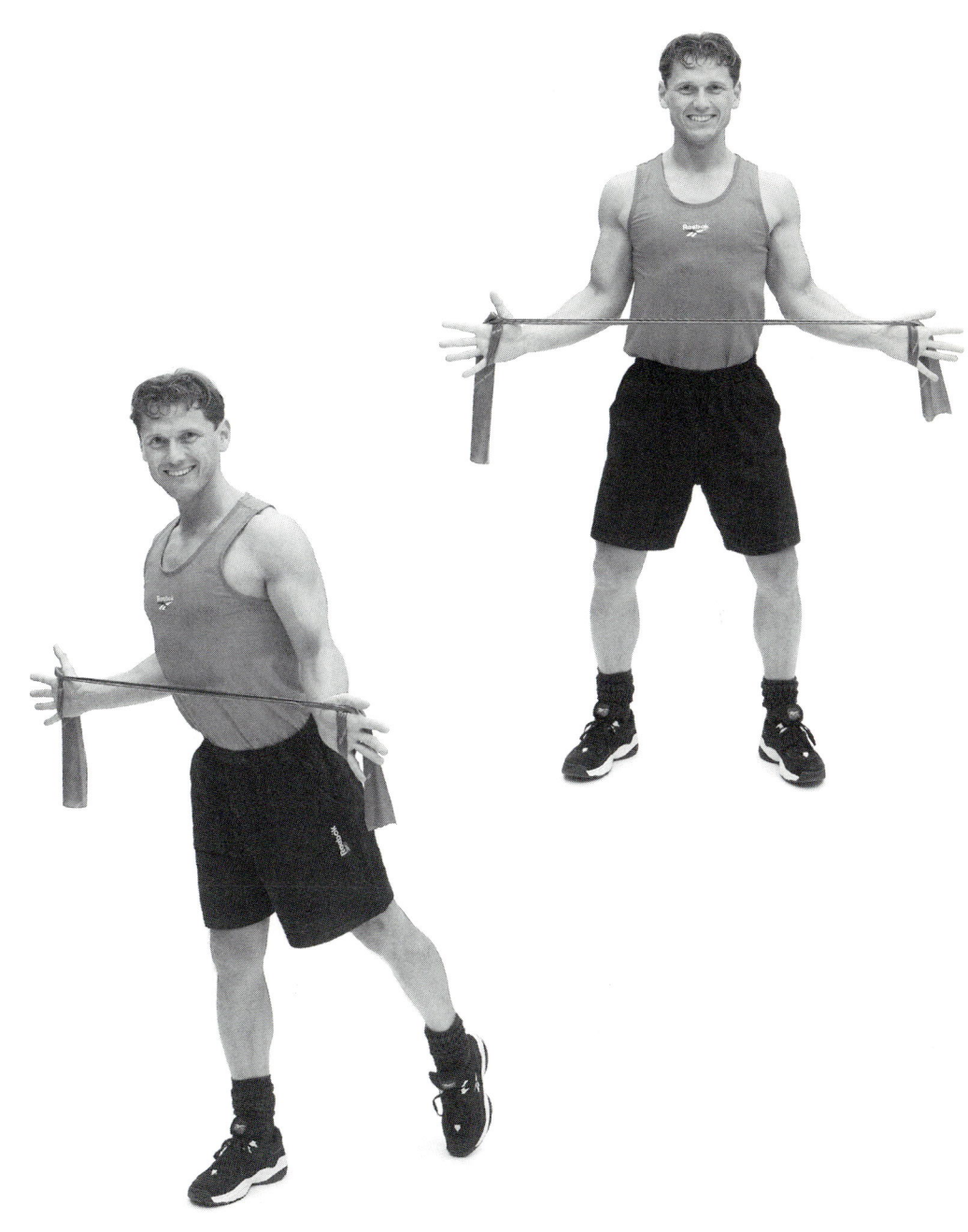

Schulter- und Rückenmuskulatur

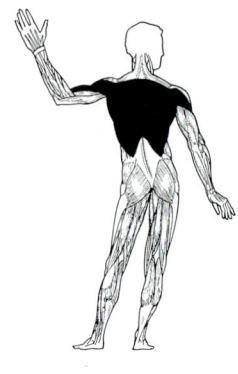

Übungsbeschreibung

1. Fixieren Sie das Thera-Band an einem Türgriff o. ä. Setzen Sie sich im aufrechten Sitz auf einen Fitnessball oder eine Trainingsbank und fassen Sie die Enden des Thera-Bandes.
2. Neigen Sie den aufrechten Oberkörper nach vorne.
3. Ziehen Sie beide Ellenbogen nahe am Körper nach hinten (rudern).

Variation

- Variieren Sie die Ausgangsstellung, üben Sie z. B. im Stand oder setzen Sie sich mit gebeugten Beinen aufrecht hin. Ziehen Sie die Ellenbogen seitlich in Schulterhöhe nach hinten.

Ergänzende Übungshinweise

- Halten Sie in der Ausgangsstellung Ihre Schultern hinten.
- Stabilisieren Sie Ihren Rücken durch Anspannung der Rumpfmuskulatur.
- Durch Veränderung von Fixierung und Armhaltung wird die Muskulatur unterschiedlich belastet. Fixieren Sie das Thera-Band z. B. auch oben an einer Tür o. ä.

Trainierte Muskulatur

++ Deltamuskel
++ Breiter Rückenmuskel
+ Rumpfstabilisatoren
+ Schultergürtelmuskulatur (Kapuzenmuskel, Interskapuläre Muskulatur)
+ Oberarmvorderseite

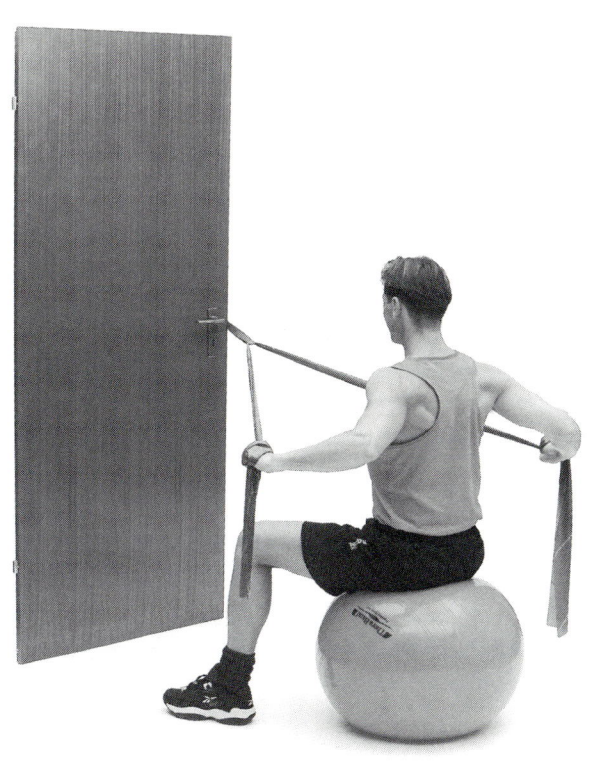

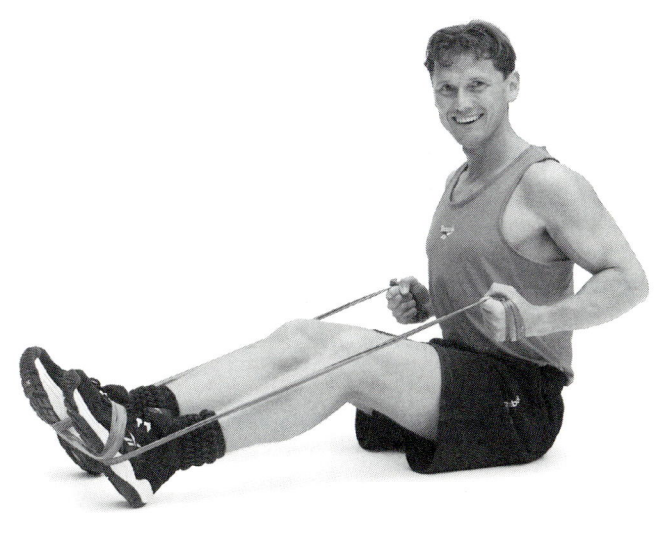

Schulter- und Rückenmuskulatur

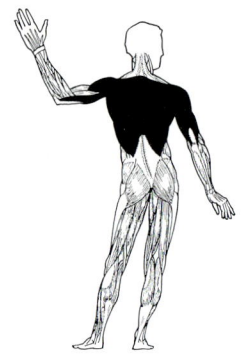

Übungsbeschreibung

1. Fixieren Sie das Thera-Band oben an einer Tür o. ä. Stehen Sie in Schrittstellung. Beugen Sie Ihren Oberkörper leicht nach vorne und stabilisieren Sie Ihre Wirbelsäule. Umfassen Sie das Thera-Band auf Kopfhöhe.
2. Führen Sie die gestreckten Arme seitlich neben den Körper und drehen Sie sie dabei nach außen. In der Endstellung zeigen die Daumen vom Körper weg nach außen.

Variationen

- Ziehen Sie das Band wechselseitig nach hinten.
- Fixieren Sie das Band etwa auf Brusthöhe. Ziehen Sie eine Hand nach oben, die andere nach unten. Drehen Sie dabei beide Arme nach außen.

Ergänzende Übungshinweise

- Diese Übung eignet sich besonders zur Aufrichtung und Stabilisierung der Brustwirbelsäule.
- Stabilisieren Sie aktiv Ihre Lendenwirbelsäule.
- Sie können die Bewegung auch im Sitzen, im Knie- oder im Einbeinstand durchführen.
- Je nach Höhe des Fixierungspunkes des Bandes ändert sich der Bereich der maximalen Muskelbeanspruchung.

Trainierte Muskulatur

++   Breiter Rückenmuskel
++   Deltamuskel
+   Rumpfstabilisatoren
+   Großer Rundmuskel
+   Oberarmrückseite

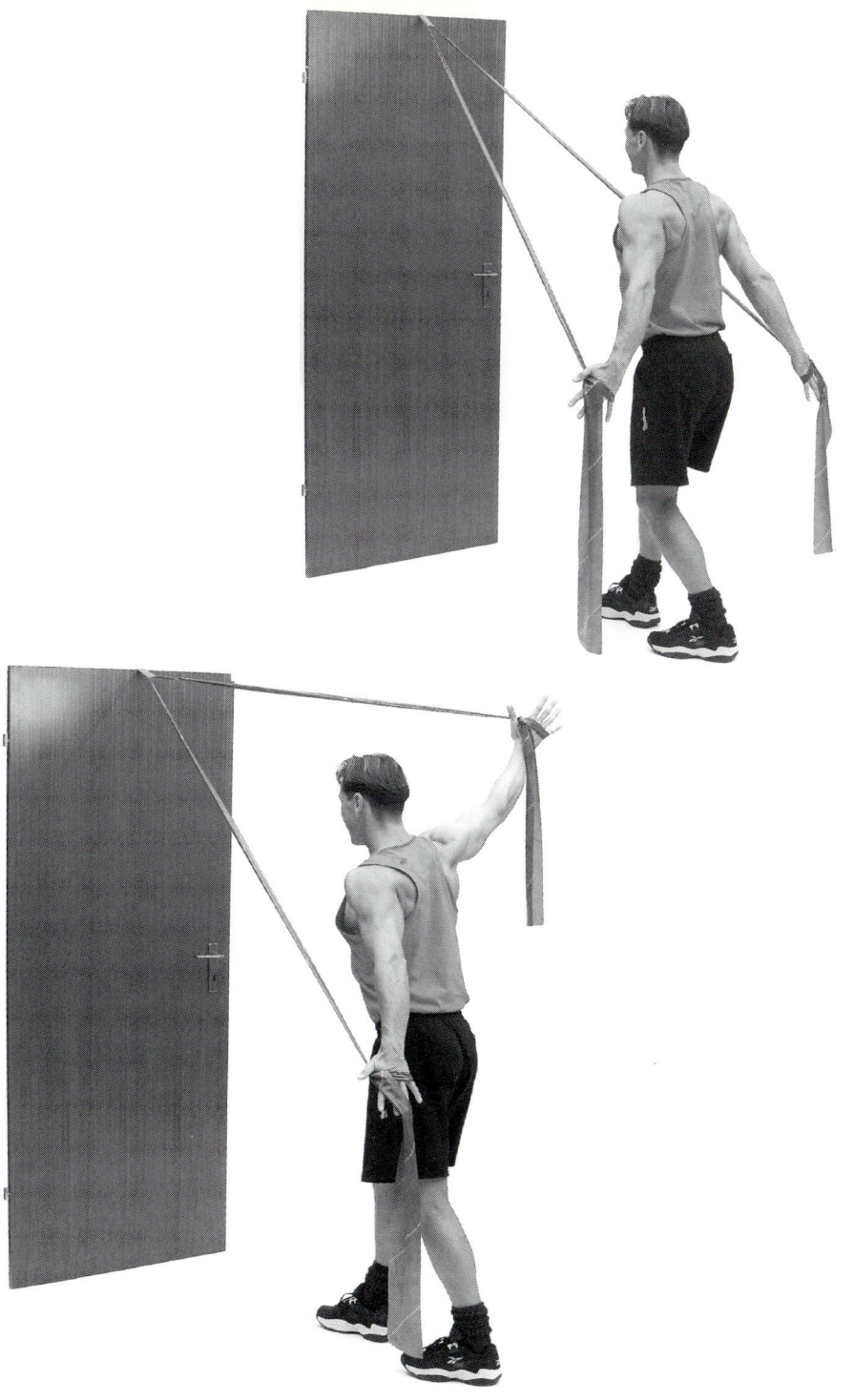

Schulter- und Rückenmuskulatur

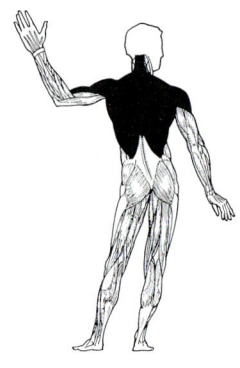

Übungsbeschreibung

1. Befestigen Sie das Thera-Band unten an einer Tür o. ä. Setzen Sie sich auf einen Fitnessball o. ä. Umfassen Sie das Band mit beiden Händen. Spannen Sie Ihre Rumpfmuskulatur an.
2. Ziehen Sie beide Arme nach oben und hinten.

Variationen

- Ziehen Sie einen Arm nach oben und nach hinten.
- Variieren Sie die Ausgangsstellung: Sitz, Kniestand, Stand, Einbeinstand.

Ergänzende Übungshinweise

- Halten Sie Ihren Kopf in Verlängerung Ihrer Wirbelsäule.
- Stabilisieren Sie Ihren Rumpf durch ausreichende Rumpfspannung.
- Mit dieser Übung trainieren Sie die Rumpfstabilisation mit symmetrischer bzw. asymmetrischer Armbewegung. Außerdem schulen Sie Ihre Balance.

Trainierte Muskulatur

++ Schultergürtelmuskulatur (Kapuzenmuskel, Sägemuskel)
++ Schultergelenkmuskulatur (Deltamuskel, Obergrätenmuskel)
+   Rückenstreckmuskulatur (Rumpfstabilisatoren)
++ Oberarmmuskulatur

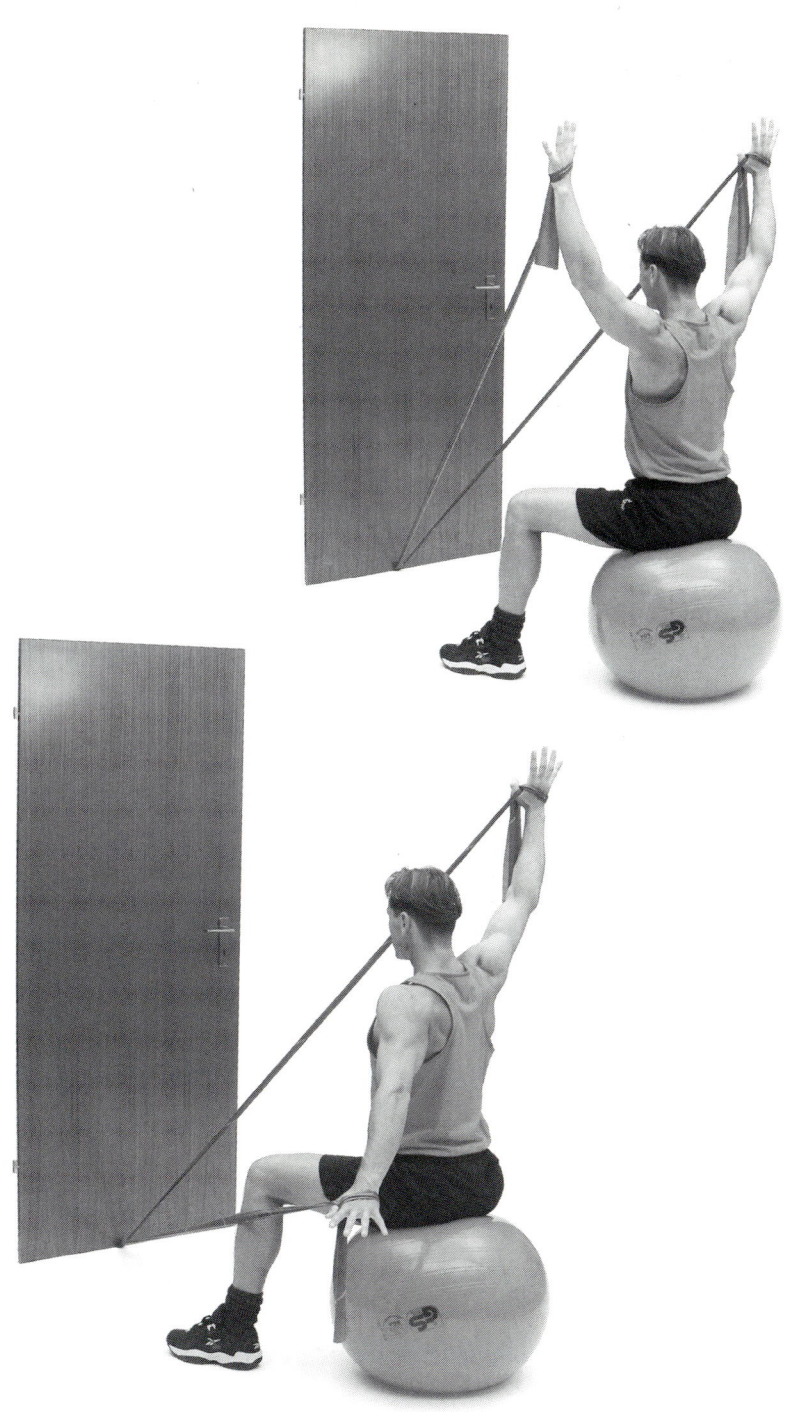

Schulter- und Rückenmuskulatur

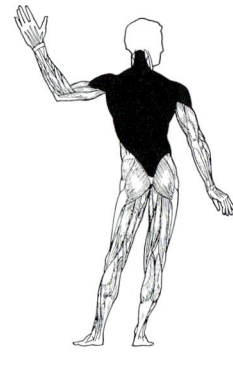

Übungsbeschreibung

1. Setzen Sie sich mit dem Rücken dicht an eine Tür o. ä.
2. Fassen Sie mit den Händen die Enden des Thera-Bandes.
3. Ziehen Sie die Ellenbogen seitlich nach unten.

Variationen

- Ziehen Sie die gestreckten Arme nach unten.
- Fixieren Sie das Thera-Band an einem Stab. Ziehen Sie den Stab abwechselnd vor und hinter dem Kopf nach unten. Verändern Sie die Griffpositionen (eng, mittel, außen).
- Variieren Sie die Ausgangsstellung: Bauchlage, Bauchlage auf einem Fitnessball, Stand.

Ergänzender Übungshinweis

- Der Oberkörper ist aufrecht, das Gesäß hat ebenfalls Kontakt zur Tür.

Trainierte Muskulatur
++   Oberflächliche Rückenmuskulatur (Kapuzen- und breiter Rückenmuskel)
+   Deltamuskel
+   Schulterblattmuskulatur
+   Oberarmvorderseite

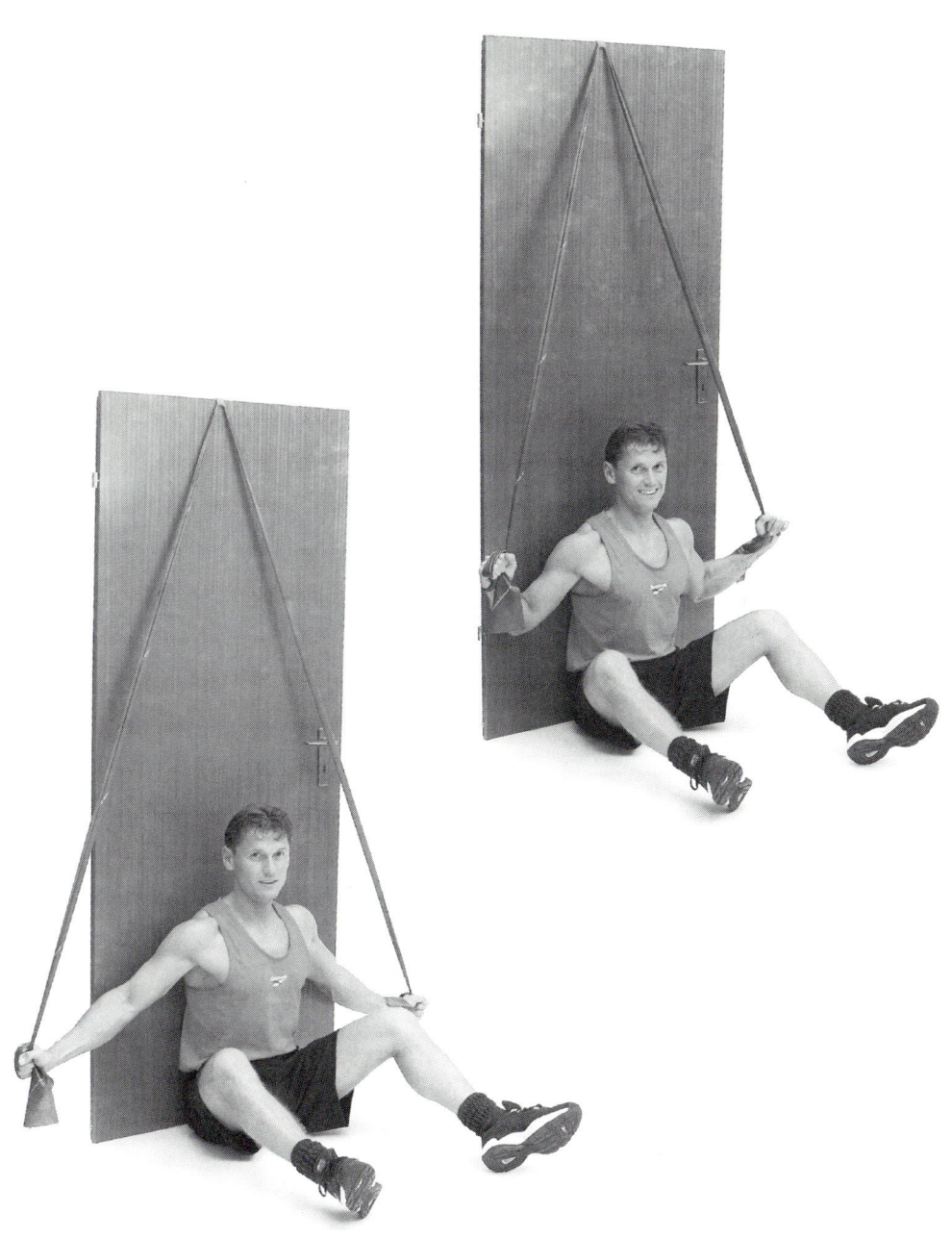

Rückenmuskulatur

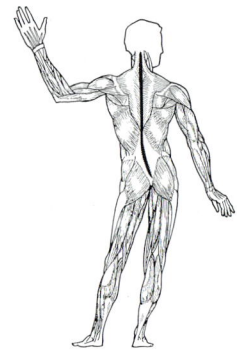

Übungsbeschreibung

1. Fixieren Sie im Sitzen die Enden des Thera-Bands unter Ihren Füßen. Legen Sie das Band breitflächig über Ihre Schulter.
2. Beugen Sie den Oberkörper so weit nach vorne, dass Ihr Becken auf den Oberschenkeln aufliegt.
3. Strecken und beugen Sie abwechselnd Ihren Oberkörper, ohne dass das Becken den Kontakt zu den Oberschenkeln verliert.

Variationen

- Richten Sie Ihren Oberkörper noch stärker auf.
- Fixieren Sie das Band über Ihren Ellenbogen. Heben und senken Sie die Ellenbogen im Halbkreis.

Ergänzende Übungshinweise

- Achten Sie auf eine kontrollierte Bewegungsführung.
- Mit dieser Übung trainieren Sie besonders die Aufrichtemuskulatur im Brustwirbelsäulenbereich.
- Mit der Übungsvariation trainieren Sie vermehrt die unteren Anteile des Rückenstreckers.

Trainierte Muskulatur
++   Rückenstreckmuskulatur

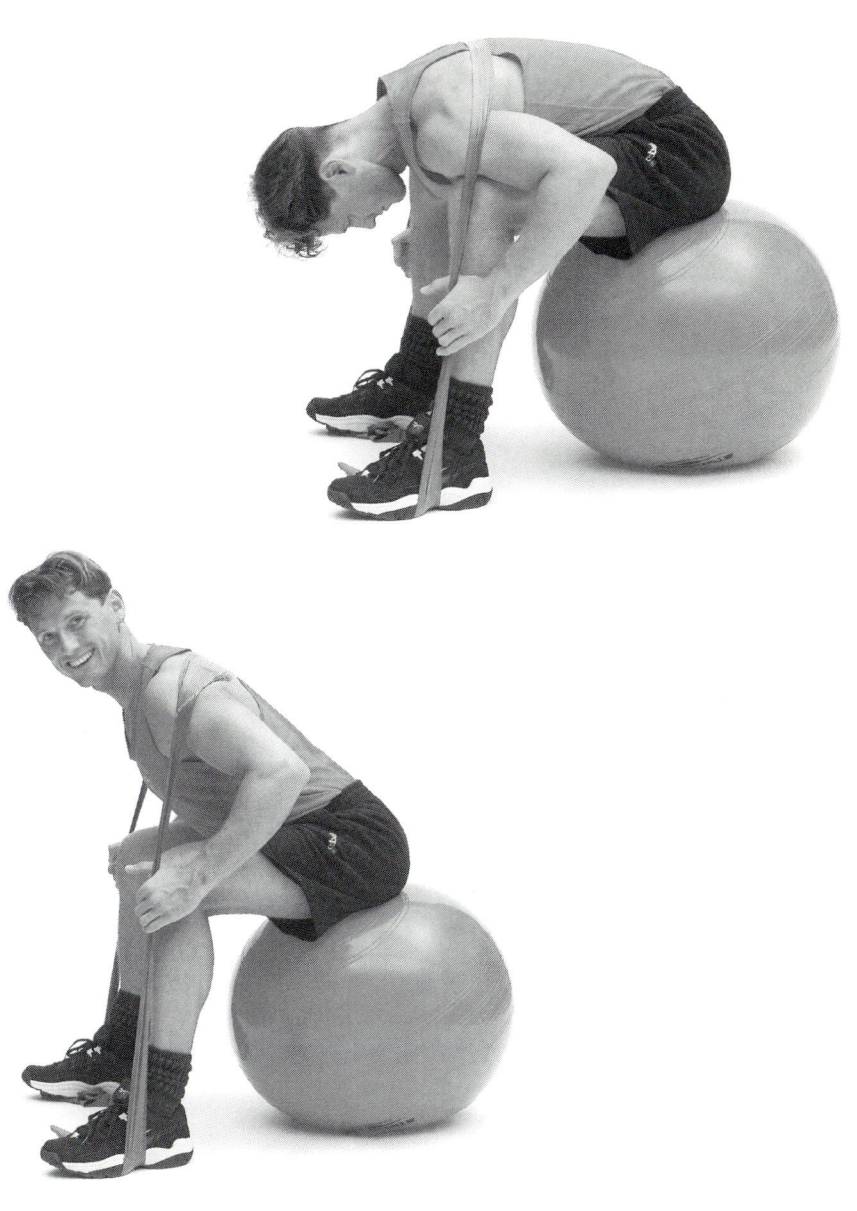

Aufrichtemuskulatur

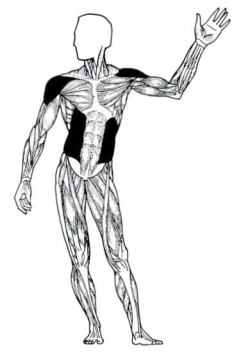

Übungsbeschreibung

1. In der Grätschstellung umfassen Sie das Thera-Band nahe an Ihrem Knie.
2. Ziehen Sie das Thera-Band vom Fuß weg nach oben zur anderen Seite. Strecken Sie Ihren ganzen Körper und schauen Sie während der Übungsausführung den Händen nach.
3. Bewegen Sie sich wieder langsam in die Ausgangsposition zurück.

Variation

• Fixieren Sie das Thera-Band unten an einer Tür o. ä.

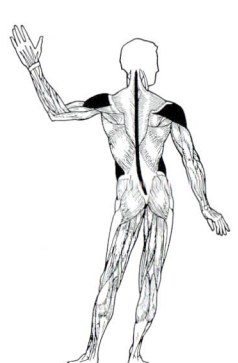

Ergänzende Übungshinweise

• Nehmen Sie das Thera-Band in Ihre Fäuste, die Arme sind gestreckt.
• Achten Sie auf eine kontrollierte Bewegungsführung.
• Diese komplexe Übung trainiert die Rumpf-, inbesondere die Aufrichtemuskulatur auf anspruchsvolle Weise.

Trainierte Muskulatur

++   Rückenstreckmuskulatur
++   Schräge Bauchmuskulatur
++   Schultermuskulatur
++   Viereckiger Lendenmuskel

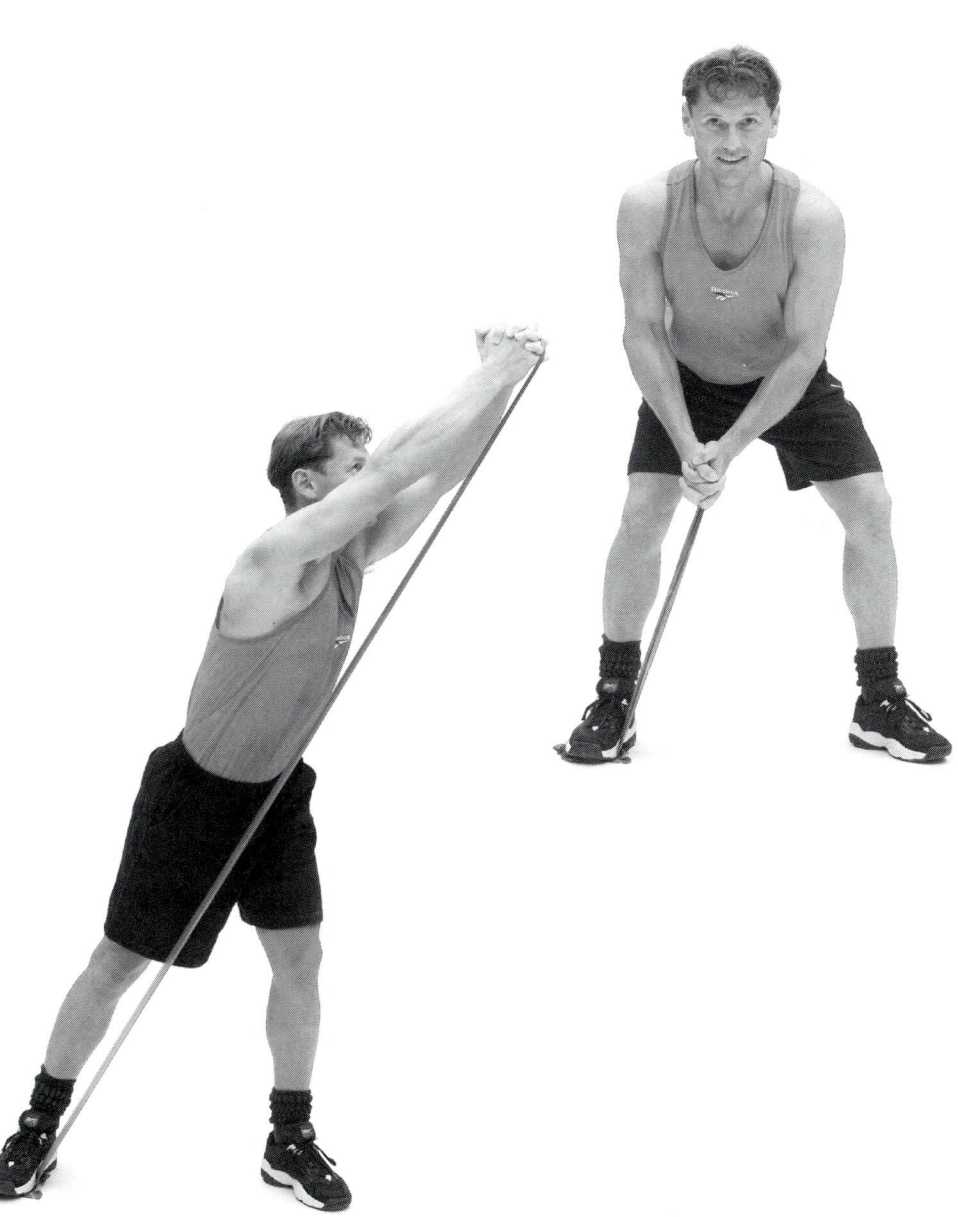

Rumpfmuskulatur

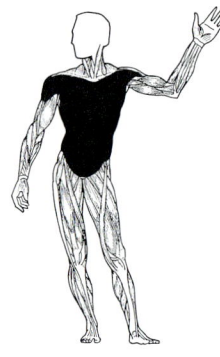

Übungsbeschreibung

1. Fixieren Sie das Thera-Band oben an einer Tür o. ä. Fassen Sie im Kniestand das Band über Ihrem Kopf.
2. Ziehen Sie das Thera-Band vor Ihrem Körper nach unten.
3. Versuchen Sie, trotz des entstehenden Drehmoments die aufrechte Haltung zu stabilisieren.

Variationen

- Rotieren Sie beim Herabziehen den Oberkörper leicht nach links bzw. rechts.
- Ziehen Sie das Thera-Band von unten nach oben.
- Variieren Sie die Zugrichtung: körpernah (gebeugte Arme) – körperfern (gestreckte Arme)
- Variieren Sie die Ausgangsstellung: Sitzen, Kniestand.

Ergänzende Übungshinweise

- Achten Sie auf eine kontrollierte Bewegungsführung.
- Sie können das Thera-Band auch an einem Stab befestigen und dann daran ziehen.
- Mit der Übung trainieren Sie eher die ventralen Rumpfstabilisatoren, mit der Variante (Zug von unten) eher die dorsalen Rumpfstabilisatoren.

Trainierte Muskulatur

++ Schräge Bauchmuskulatur
++ Gerade Bauchmuskulatur
+ Rückenmuskulatur
+ Arm- und Brustmuskulatur

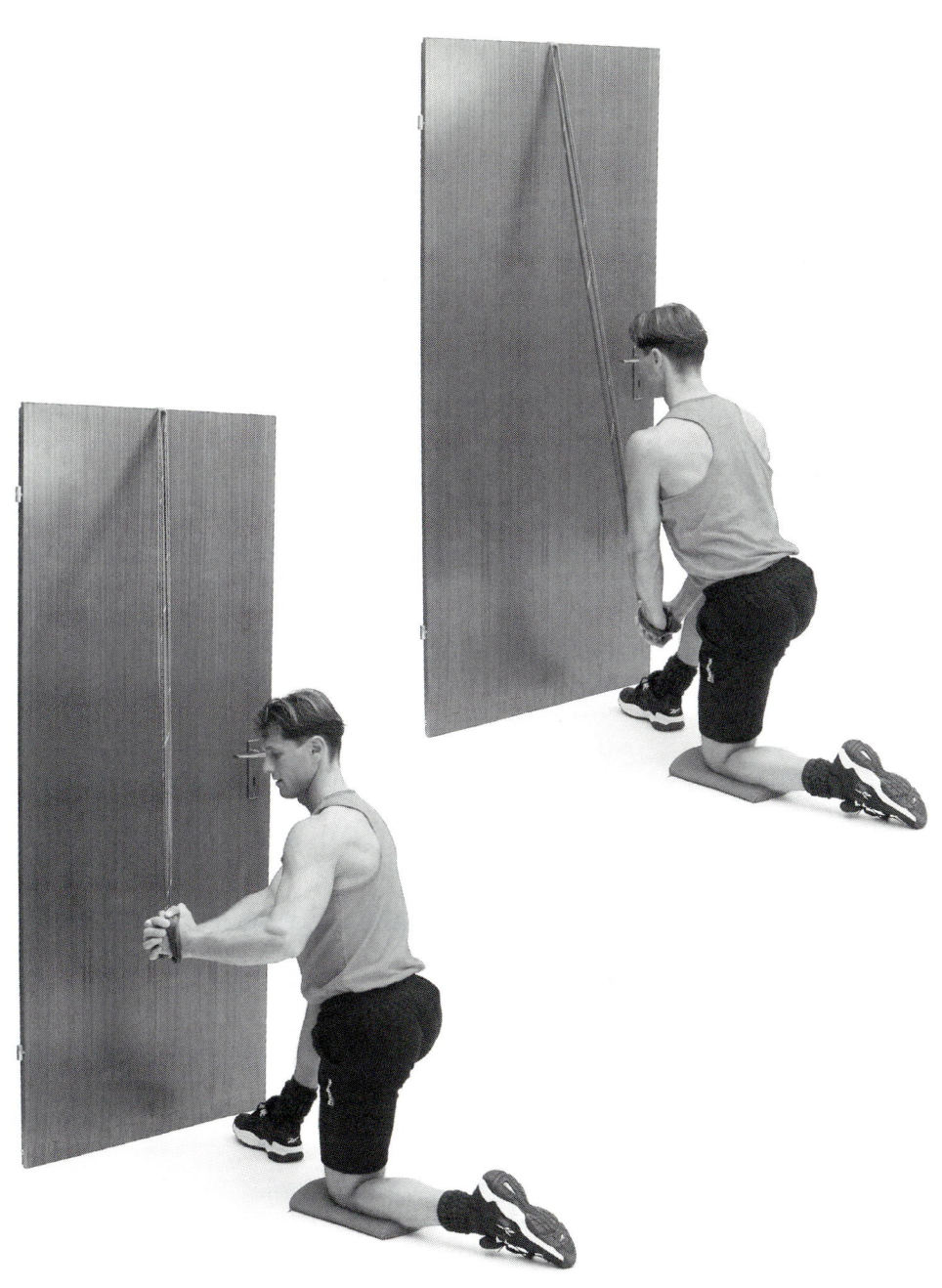

Rumpfmuskulatur

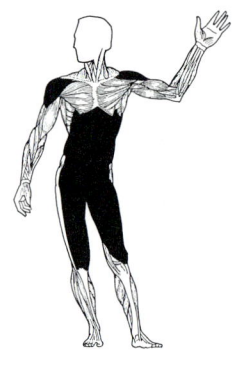

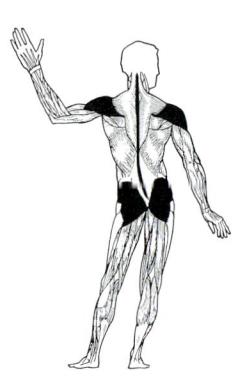

Übungsbeschreibung

1. Fixieren Sie das Thera-Band in Brusthöhe an einer Tür o. ä. Stehen Sie im aufrechten Stand und halten Sie das Band in einer Hand vor dem Körper.
2. Beugen Sie Ihre Knie- und Hüftgelenke und ziehen Sie gleichzeitig das Thera-Band aus unterschiedlichen Richtungen neben den Körper.
3. Versuchen Sie, trotz des entstehenden Drehmoments die aufrechte Haltung zu stabilisieren.

Variationen

- Eine leichtere Übungsvariante ist das Trainieren im Sitzen.
- Führen Sie die Übung in Schrittstellung durch.
- Zur Koordinationsschulung führen Sie die Übung einbeinig durch.

Ergänzende Übungshinweise

- Achten Sie auf eine kontrollierte Bewegungsführung.
- Vermeiden Sie eine Drehung des Körpers.
- Mit dieser Übung trainieren Sie gleichzeitig das gesunde Bücken.

Trainierte Muskulatur

++ Schräge Bauchmuskulatur

++ Aufrichtemuskulatur der Wirbelsäule

+ Arm- und Schultermuskulatur (je nach Zugrichtung)

+ Bein- und Gesäßmuskulatur

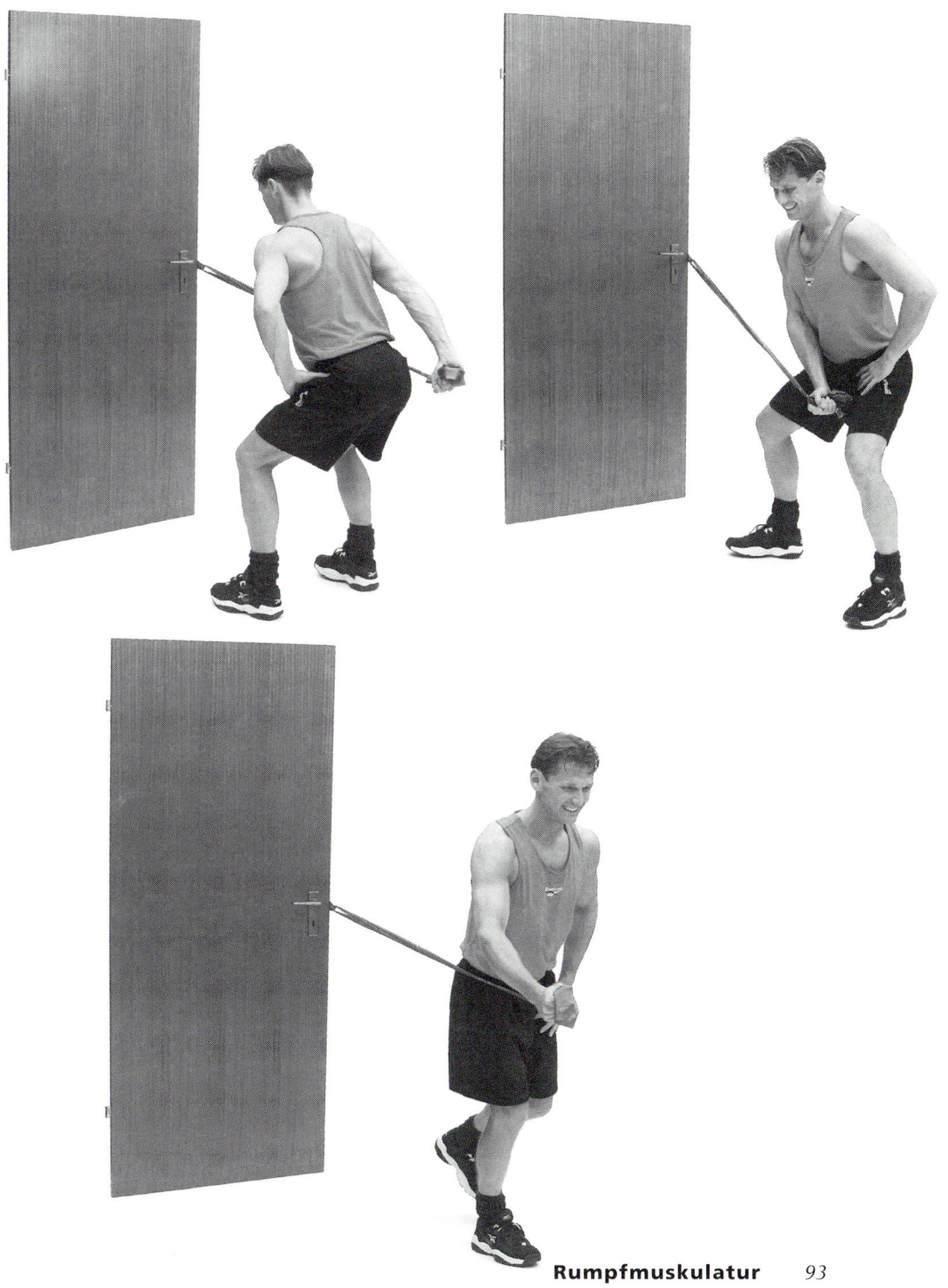

Vordere und seitliche Halsmuskulatur

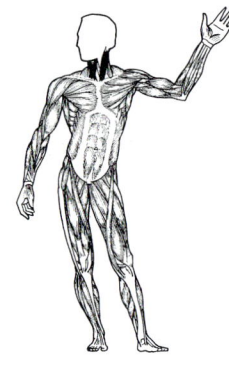

Übungsbeschreibung

1. Fixieren Sie das Thera-Band auf Kopfhöhe. Stellen Sie sich in Schrittstellung rücklings zum Band und legen Sie es sich um Ihre Stirn.
2. Verlagern Sie Ihren gesamten Körper behutsam nach vorne.

Variation

- Stellen Sie sich seitlich zum Band und legen Sie es sich um Ihre Stirn. Verlagern Sie Ihren gesamten Körper behutsam zur Seite.

Ergänzende Übungshinweise

- Bei auftretendem Schwindel oder Übelkeit sollten Sie die Übung abbrechen und Ihren Arzt konsultieren.
- Achten Sie darauf, dass Sie den Kopf in Verlängerung der Wirbelsäule halten und die Lendenwirbelsäule ausreichend stabilisieren.
- Führen Sie Kräftigungsübungen für die Halswirbelsäule zu Beginn Ihrer Trainingseinheit durch. Dann sind Sie noch konzentriert und die oberkörperstabilisierende Muskulatur ist noch frisch.
- Die große Beweglichkeit der Halswirbelsäule erfordert eine ausreichende Stabilisationsfähigkeit. Die Häufigkeit der Störungen in diesem Körperabschnitt verdeutlicht die Bedeutung dieser Übungen.
- Sollte Ihnen der direkte Kontakt mit dem Thera-Band unangenehm sein, so legen Sie ein Taschentuch dazwischen.

Trainierte Muskulatur
++ Hals- und Nackenmuskulatur

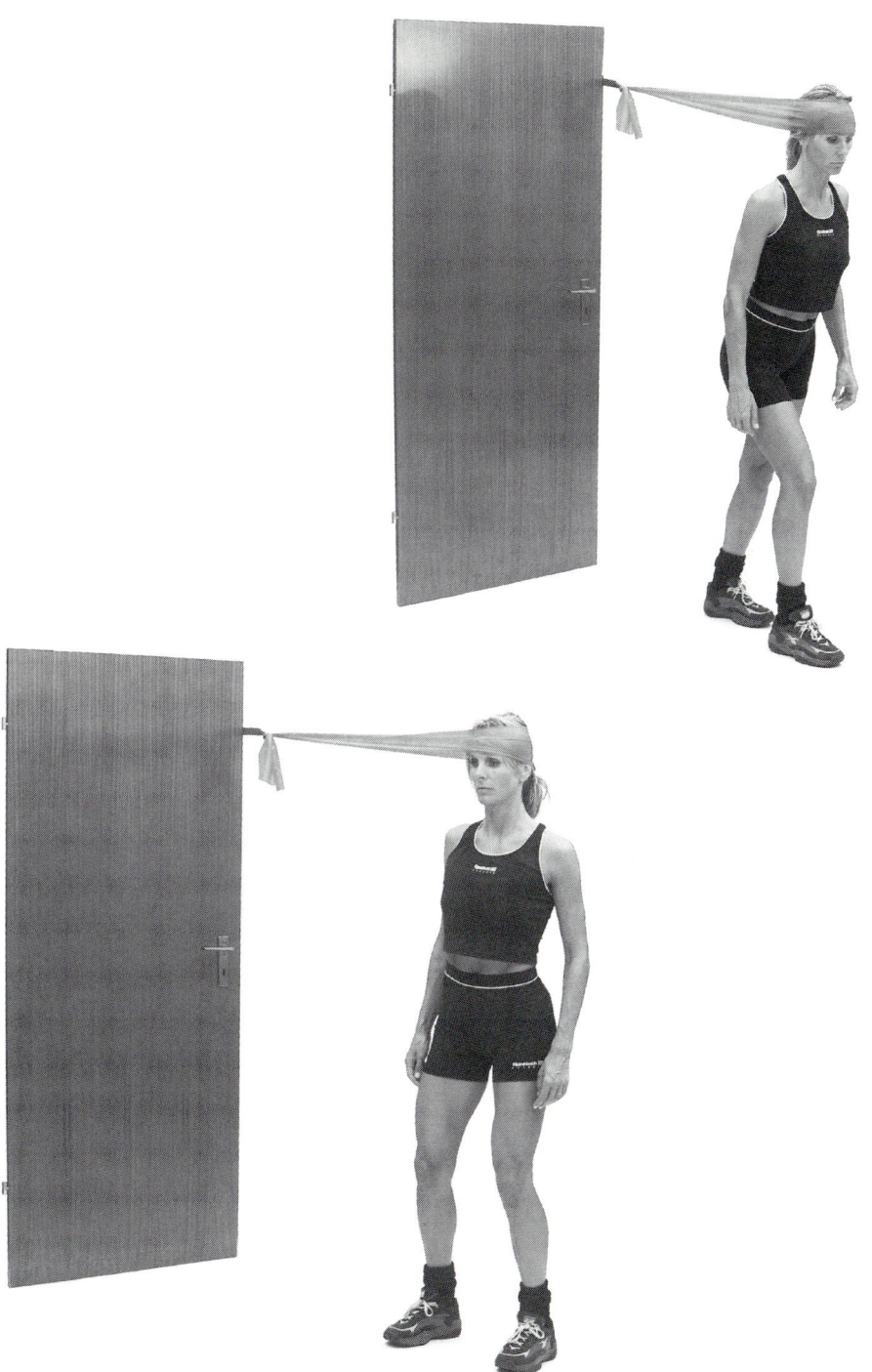

Vordere und seitliche Halsmuskulatur   95

Bauchmuskulatur

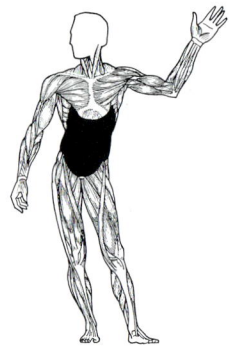

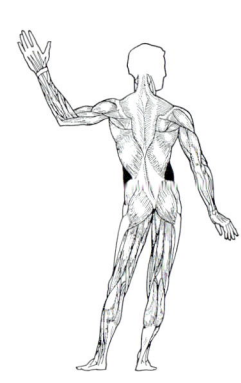

Übungsbeschreibung

1. Befestigen Sie das Thera-Band etwa auf Brusthöhe, z. B. an einer Tür oder an einer Trainingsbank. Stehen Sie senkrecht zum Band und halten Sie es mit gestreckten (gebeugten) Armen vor Ihrer Brust.
2. Drehen Sie den Oberkörper im Bewegungssektor Ihrer Beine nach außen und nach innen.

Variationen

* Führen Sie die Übung im Stehen auch einbeinig durch.
* Fixieren Sie das Thera-Band oben an einer Tür o. ä. Ziehen Sie es schräg nach unten bis zu Ihrem äußeren Knie. Schauen Sie dabei Ihren Händen nach.

Ergänzende Übungshinweise

* Die Hüfte bleibt in ihrer Position fixiert und macht die Bewegung des Oberkörpers nicht mit.
* Durch ein kurzes Halten in der Endposition und ein langsames Zurückführen in die Ausgangsposition können Sie die Trainingsintensität steigern.
* Zusätzliche kleine Bewegungsausschläge in der Endposition führen zu einer besseren Stabilisierung.

Trainierte Muskulatur

++   Gerade Bauchmuskulatur
++   Schräge Bauchmuskulatur
++   Rumpfrotatoren
+   Rückenstreckmuskulatur
+   Brustmuskulatur

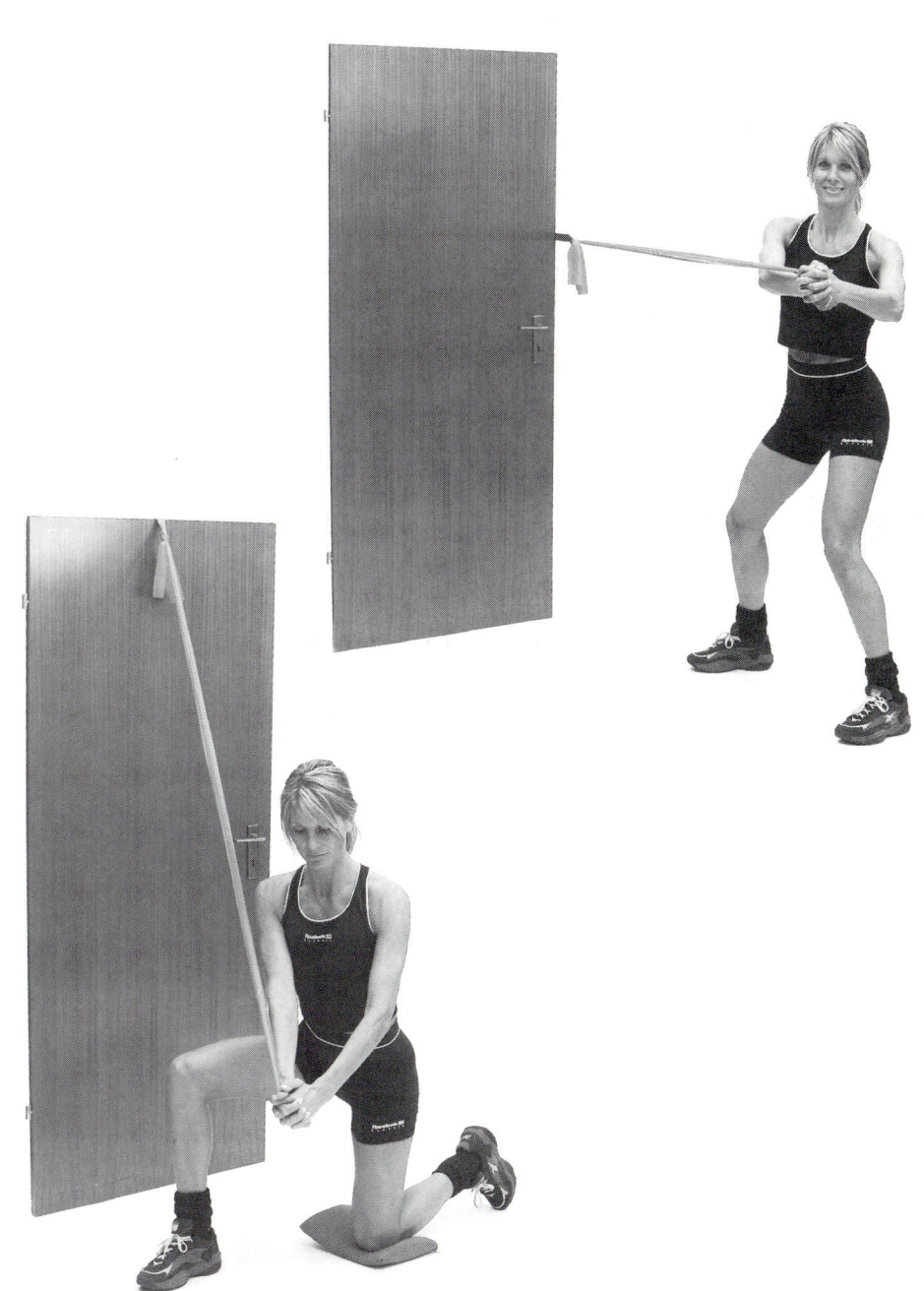

Bauchmuskulatur

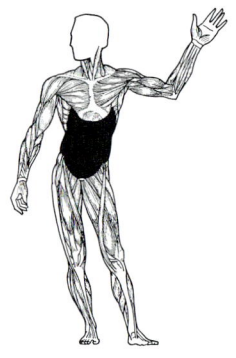

Übungsbeschreibung

1. Befestigen Sie das Thera-Band etwa 10 bis 20 Zentimeter über dem Boden an einer Tür o.ä. Legen Sie sich in Rückenlage davor.
2. Stemmen Sie die Fersen leicht in den Boden, ziehen Sie die Zehen heran und stellen Sie eine leichte Spannung des Bandes her.
3. Ziehen Sie das Thera-Band nach vorne. Heben Sie zusätzlich den Kopf und die Schultern leicht an. Führen Sie das Band anschließend wieder langsam zurück.

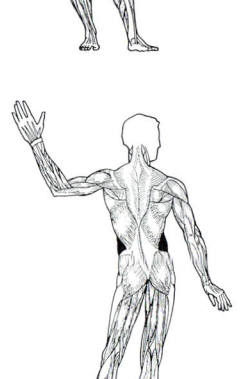

Variationen

- Halten Sie das Thera-Band statisch über Ihrem Kopf. Bewegen Sie Ihren Kopf und Ihre Schultern nach oben (Crunches).
- Ziehen Sie das Band schräg nach vorne an einem Knie vorbei.
- Überkreuzen Sie die Beine und drücken Sie die Fußaußenseiten gegeneinander, um die Ausgangsstellung zu erschweren.
- Üben Sie die Crunches auf dem Fitnessball aus einer Vordehnung der Bauchmuskulatur.

Ergänzende Übungshinweise

- Halten Sie Ihren Kopf in Verlängerung der Wirbelsäule.
- Ihre Lendenwirbelsäule hat Kontakt zum Boden.
- Halten Sie die Endposition für einige Sekunden.

Trainierte Muskulatur

++   Gerade Bauchmuskulatur
++   Schräge Bauchmuskulatur

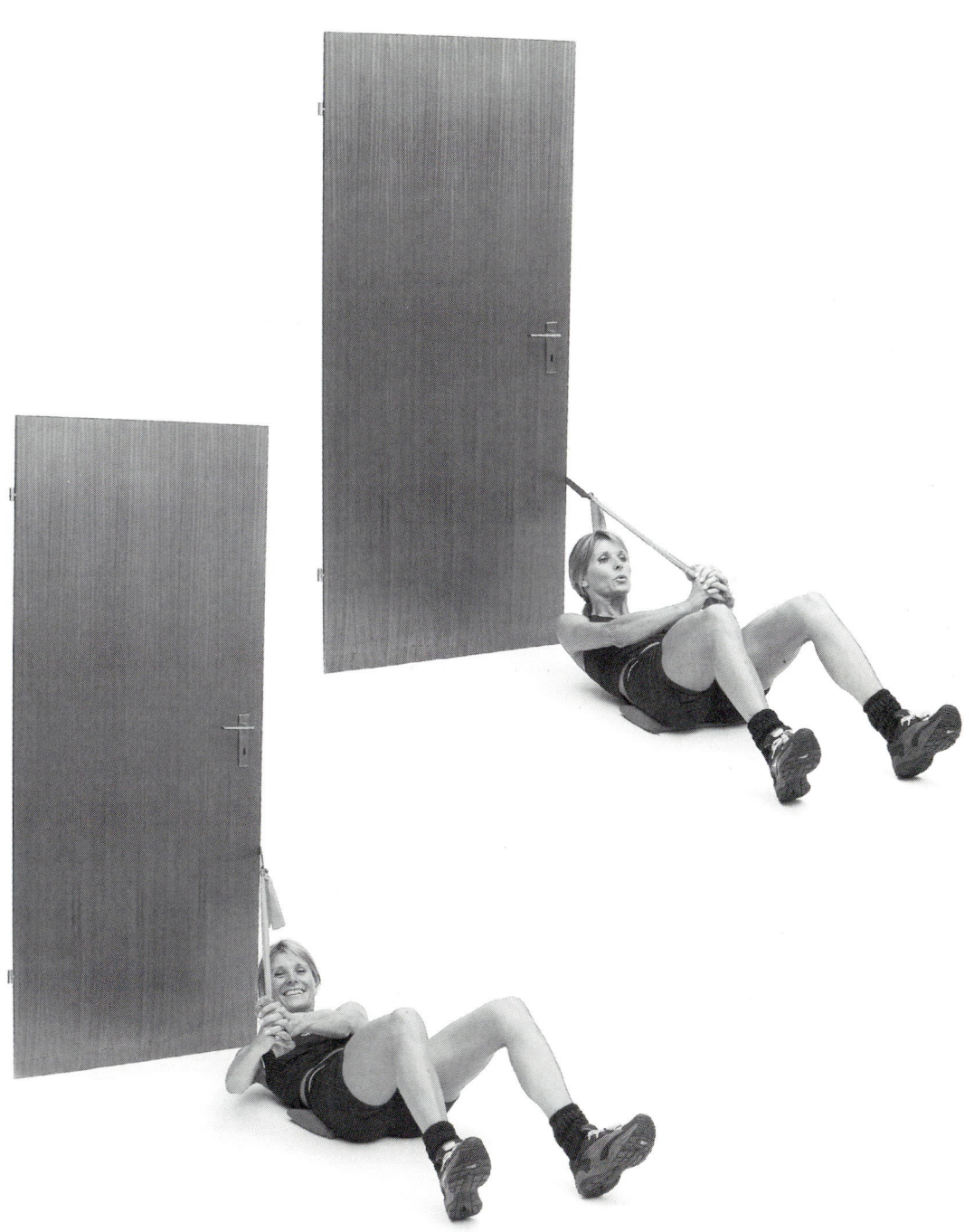

Bauchmuskulatur

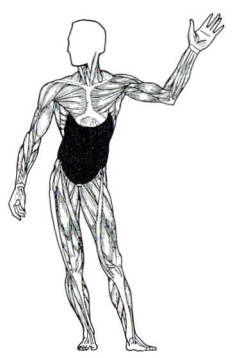

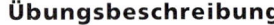

Übungsbeschreibung

1. Befestigen Sie das Thera-Band etwa 10 bis 20 Zentimeter über dem Boden an einer Tür o. ä. Legen Sie sich in Seitlage davor.
2. Stemmen Sie die Fersen leicht in den Boden, ziehen Sie die Zehen heran und stellen Sie eine leichte Spannung des Bandes her.
3. Verschränken Sie die Arme vor dem Körper und fassen Sie das Band. Richten Sie den Oberkörper schräg nach vorne und oben auf.

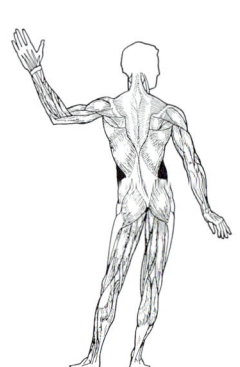

Variation

- Umwickeln Sie Ihre angewinkelten (gestreckten) Beine. Die Arme liegen locker neben dem Körper. Drücken Sie die Handrücken in die Unterlage. Drehen Sie die Unterschenkel (gestreckten Beine) nach außen.

Ergänzender Übungshinweis

- Halten Sie die Endposition für einige Sekunden.

Trainierte Muskulatur
++ Gerade Bauchmuskulatur
++ Schräge Bauchmuskulatur

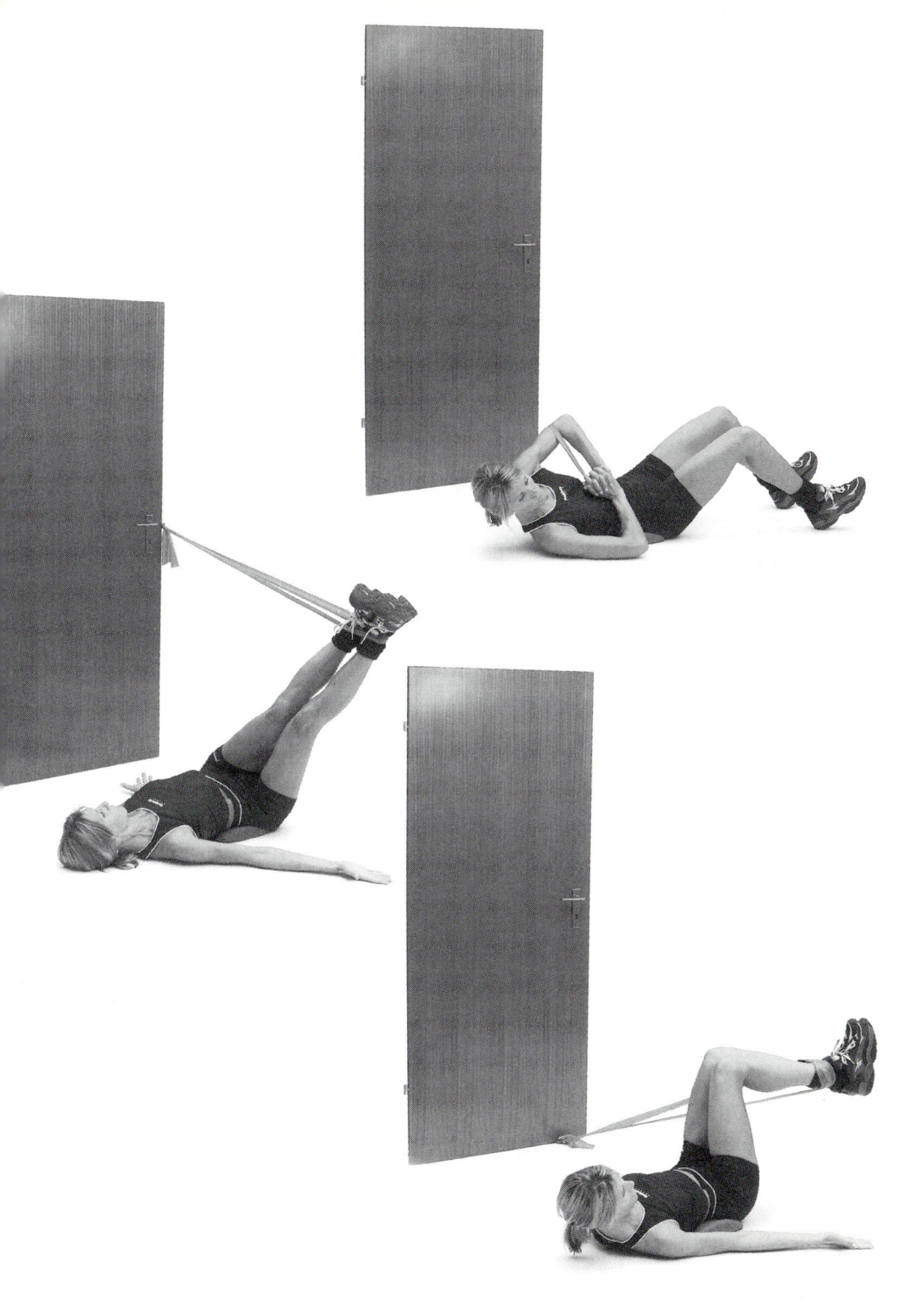

Bauchmuskulatur

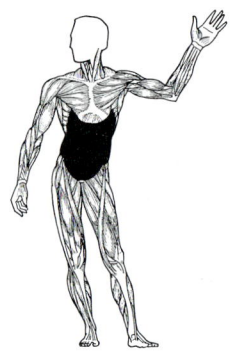

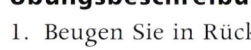

Übungsbeschreibung

1. Beugen Sie in Rückenlage beide Beine und umschlingen Sie die Füße mit dem Thera-Band. Fassen Sie die Enden des Bandes über Kreuz und nehmen Sie Ihre Arme in die U-Halte neben den Körper.
2. Simulieren Sie das Gehen, indem Sie ein Bein und den gegenüberliegenden Arm nach hinten strecken.

Variation

*   Schieben Sie beide Beine so weit nach vorne, wie Ihr Becken keine Ausweichbewegung durchführt und Sie Ihre Lendenwirbelsäule noch auf der Unterlage halten können. Führen Sie zusätzlich die Hände nach hinten.

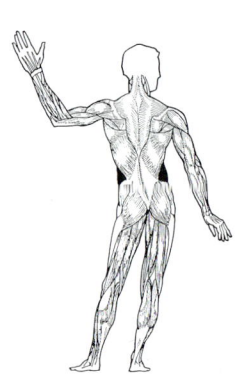

Ergänzender Übungshinweis

*   Mit dieser Übung kräftigen Sie Ihre Rumpfmuskulatur im Gangmuster.

Trainierte Muskulatur

++ Gerade Bauchmuskulatur
++ Schräge Bauchmuskulatur

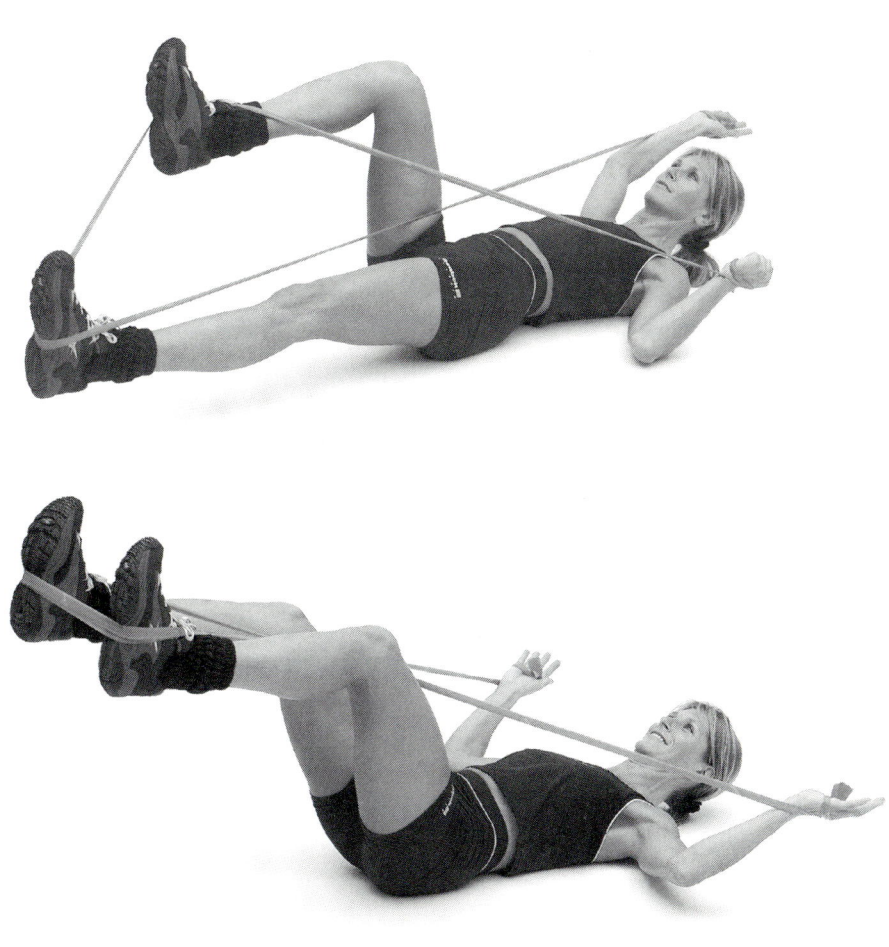

Hüftstabilisatoren

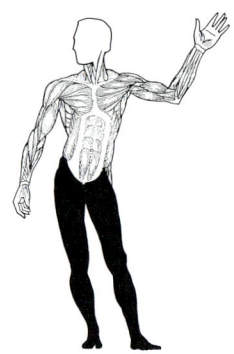

Übungsbeschreibung

1. Fixieren Sie das Thera-Band am Unterschenkel oberhalb des Sprunggelenks. Spannen Sie Ihre Rumpfmuskulatur.
2. Führen Sie das Spielbein nach hinten.
3. Führen Sie das Spielbein nach außen.
4. Führen Sie das Spielbein an Ihrem Standbein vorbei nach vorne.
5. Führen Sie das Spielbein über Kreuz an Ihrem Standbein vorbei nach außen.

Variation

- Sie können die ersten drei Übungen auch mit einer Schlinge ausführen.

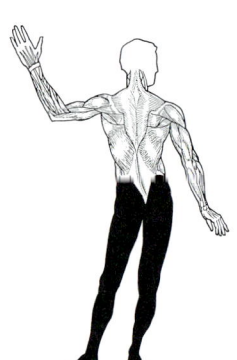

Ergänzende Übungshinweise

- Achten Sie darauf, dass Sie bei der Beinbewegung das Becken und die Lendenwirbelsäule muskulär sichern (Vorsicht Hohlkreuz!). Kontrollieren Sie die Stabilisation mit Ihren Händen.
- Das Standbein ist leicht gebeugt. Die Muskulatur des Standbeines wird statisch mittrainiert.
- Bei Knieproblemen fixieren Sie das Band oberhalb des Kniegelenks.
- Wechseln Sie nach etwa 30 Sekunden das Bein.
- Eine weiche Matte (Handtuch, Kissen, Matratze) unter dem Standbein intensiviert die Übung.

Trainierte Muskulatur

++ Hüftstreckmuskulatur (Gesäßmuskulatur, Oberschenkelrückseite)

++ Beinabspreizmuskulatur (Gesäßmuskulatur, Oberschenkelaußenseite)

++ Hüftbeugemuskulatur (Hüftbeuger, Oberschenkelvorderseite)

++ Beinanziehmuskulatur (Adduktoren)

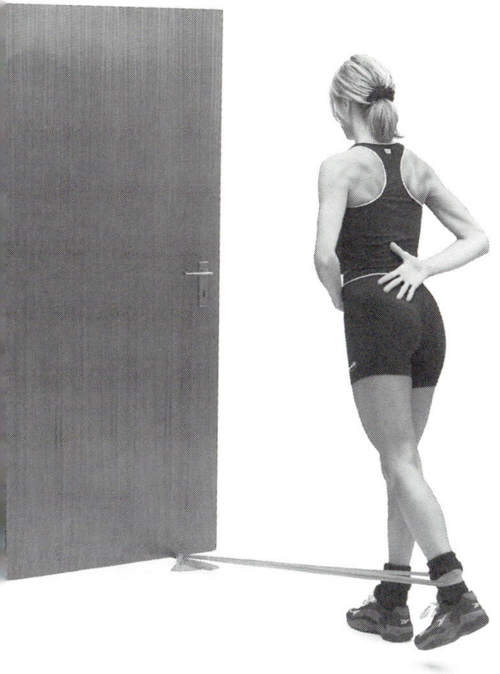

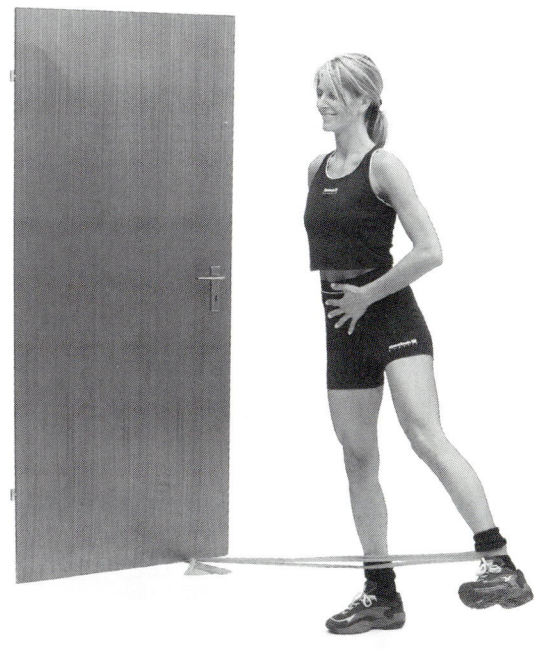

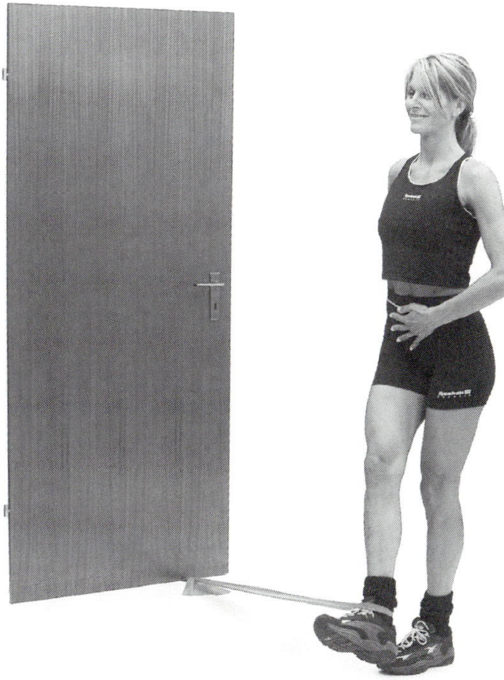

Ganzkörperkräftigung

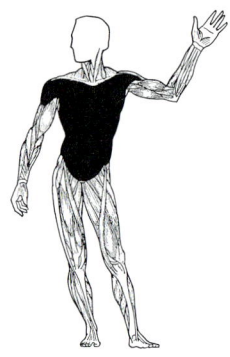

Übungsbeschreibung

1. Im Vierfüßlerstand halten Sie das vorgedehnte Thera-Band in einer Hand. Spannen Sie die Rumpfmuskulatur an, lassen Sie dabei den Rücken gerade.
2. Ziehen Sie das Band aus unterschiedlichen Richtungen zu Ihrem Körper.
3. Versuchen Sie, die Haltung zu stabilisieren.

Variation

• Heben Sie zusätzlich die Knie etwas von der Unterlage ab.

Ergänzende Übungshinweise

• Stabilisieren Sie Ihren Körper während der ganzen Übung durch Körperspannung
• Halten Sie den Kopf in Verlängerung der Wirbelsäule. Blicken Sie zum Boden.

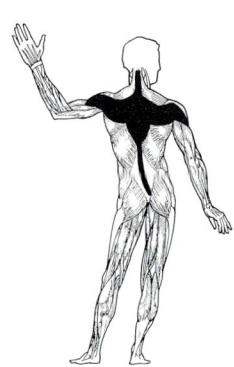

Trainierte Muskulatur

+   Schräge Bauchmuskulatur

+   Gerade Bauchmuskulatur

+   Rückenstreckmuskulatur

+   Schulter- und Armmuskulatur (je nach Zugrichtung)

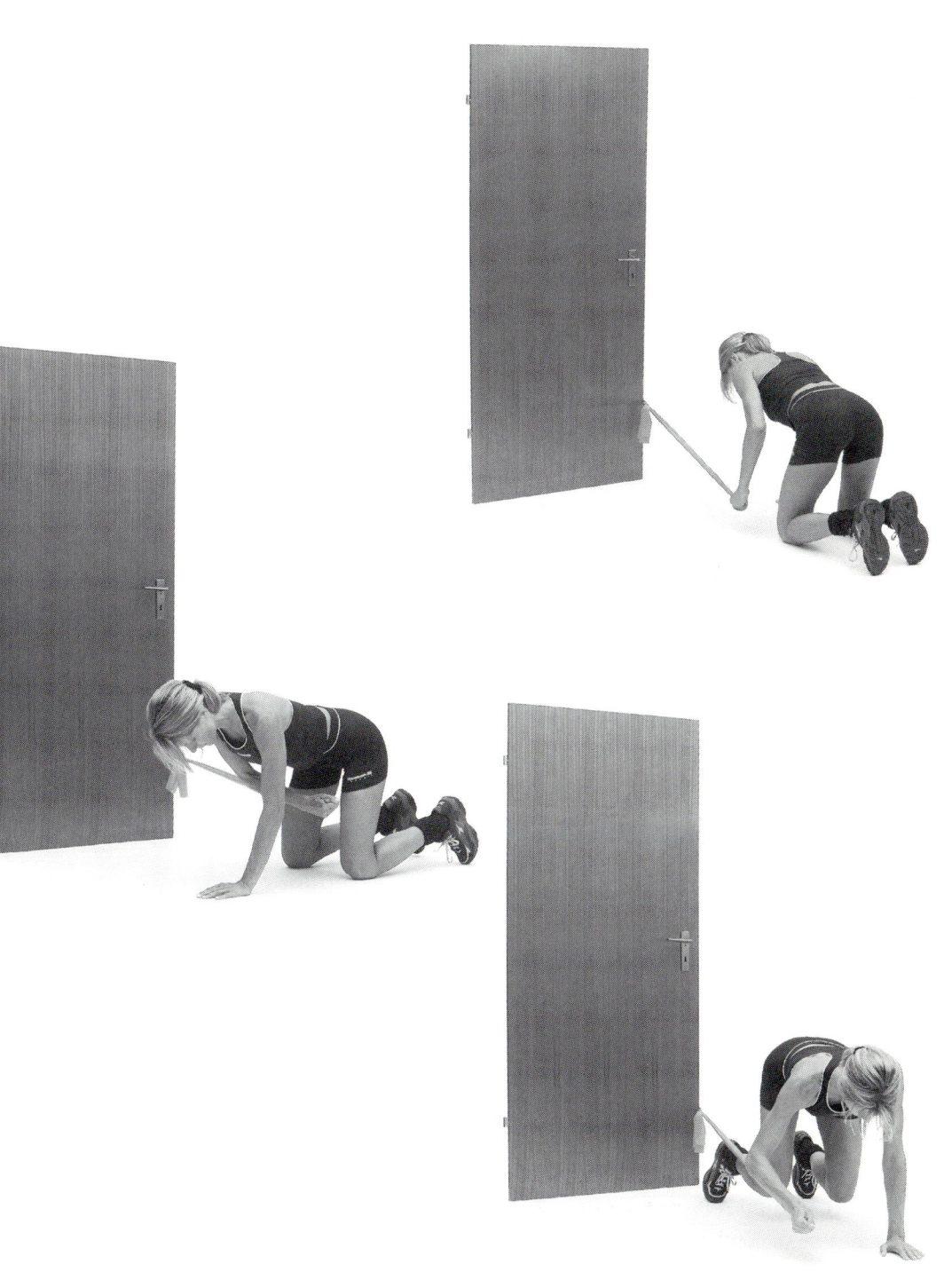

Ganzkörperkräftigung mit Betonung der seitlichen Rumpfmuskulatur

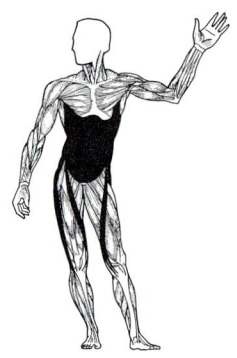

Übungsbeschreibung

1. In der Seitenlage umwickeln Sie mit der Thera-Band-Schlinge die Oberschenkel. Winkeln Sie die Unterschenkel in einem Winkel von 90 Grad an. Stützen Sie sich auf dem Unterarm ab. Der Ellenbogen befindet sich unter dem Schultergelenk.
2. Heben Sie das Gesäß, bis der Körper eine Linie bildet.
3. Spreizen Sie das obere Bein ab und führen Sie es wieder heran.

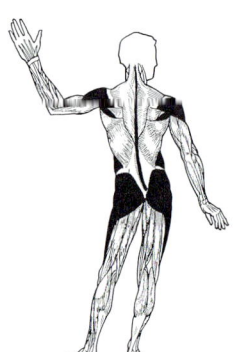

Variationen

- Heben und senken Sie die Hüfte.
- Beim Anheben der Hüfte spreizen Sie das obere Bein im Wechsel nach vorne und oben bzw. nach hinten und oben.
- Üben Sie mit gestreckten Beinen. Ziehen Sie dabei die Zehen heran.

Ergänzender Übungshinweis

- Halten Sie die Oberschenkel in Verlängerung zum Oberkörper, die Unterschenkel winkeln Sie rechtwinklig an.
- Drücken Sie mit der anderen Hand leicht auf die Hüfte.
- Halten Sie den Rumpf stabil und weichen Sie nicht ins Hohlkreuz aus.

Trainierte Muskulatur

++ Viereckiger Lendenmuskel
+ Schräge Bauchmuskulatur
+ Rückenstreckmuskulatur
+ Gesäßmuskulatur
+ Vordere und äußere Oberschenkelmuskulatur
+ Deltamuskel

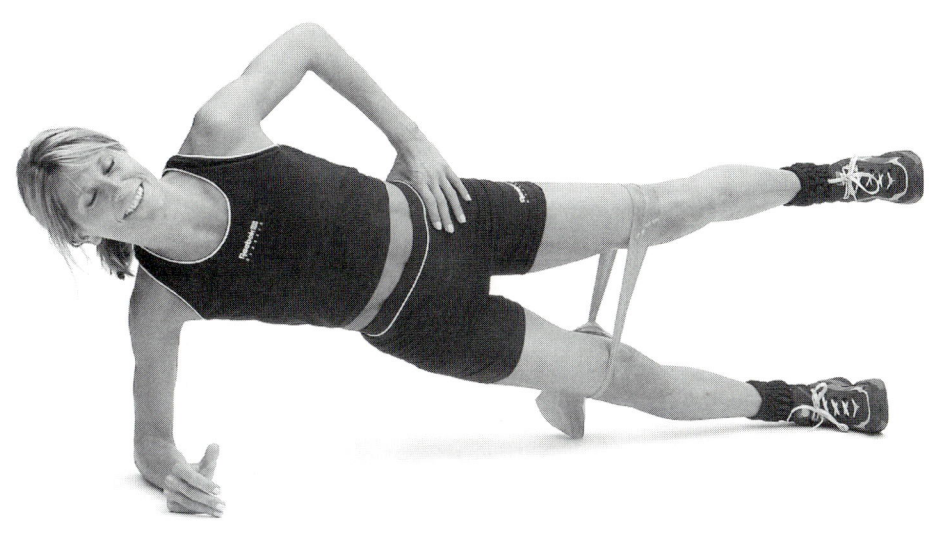

Übungen mit Kleinhanteln

Seit der Antike sind kleine Hanteln typische Handgeräte zur Entwicklung der dynamischen Kraft, besonders für die Bereiche obere Extremitäten, Schultergürtel und Rumpf. Durch das festgelegte Gewicht ist die Belastung genau dosier- und dokumentierbar. Die Kleinhanteln haben geringe Anschaffungskosten und benötigen wenig Platz, sodass sie gut zu Hause einsetzbar sind. Das gute Handling ermöglicht viele Übungsvariationen. Allerdings stellen freie Gewichte hohe Anforderungen an die Koordination und Stabilisation, was somit etwas Übung und Trainingserfahrung voraussetzt. Durch den nicht vorgegebenen Bewegungsweg können Ausweichbewegungen auftreten. Zu Ihrer Sicherheit sollten Sie besonders auf eine kontrollierte Bewegungsausführung achten.

Das Hantelgewicht ist Ihrem Leistungsvermögen anzupassen, das sich mit zunehmendem Trainingsfortschritt verbessert. Aus diesem Grund sind gewichtsvariable Kurzhanteln günstiger. So kann mit zunehmender Trainingszeit das Gewicht allmählich gesteigert werden und auch einzelne Muskelgruppen können spezifischer trainiert werden (Bein-, Brust- und Oberarmmuskulatur – höheres Gewicht, Rumpfmuskulatur – mittleres Gewicht). Für die Anfangszeit oder ein rein erhaltendes Training reichen allerdings auch gewichtskonstante Hanteln. Für Frauen liegt das Hantelgewicht etwa bei 600 bis 2000 g, bei Männern etwa bei 1200 bis 3000 g.

Achten Sie bei den Übungen grundsätzlich darauf, dass sich die Handgelenke während der gesamten Übungsausführung in einer geraden Verlängerung der Unterarme befinden.

Rückenmuskulatur
(Diagonales Arm-Bein-Heben)

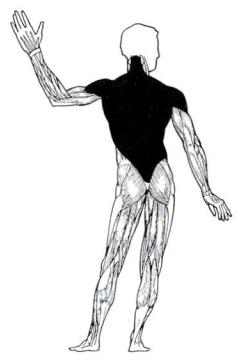

Übungsbeschreibung

1. Legen Sie sich in Bauchlage auf den Boden.
2. Drücken Sie den rechten Arm und das linke Bein in die Unterlage.
3. Heben Sie den linken Arm und das rechte Bein von der Unterlage ab. Heben Sie auch den Kopf leicht an.

Ergänzender Übungshinweis

• Halten Sie den Kopf in Verlängerung der Wirbelsäule.

Trainierte Muskulatur

++ Rückenstreckmuskulatur

+ Gesäßmuskulatur

+ Schultergürtelmuskulatur

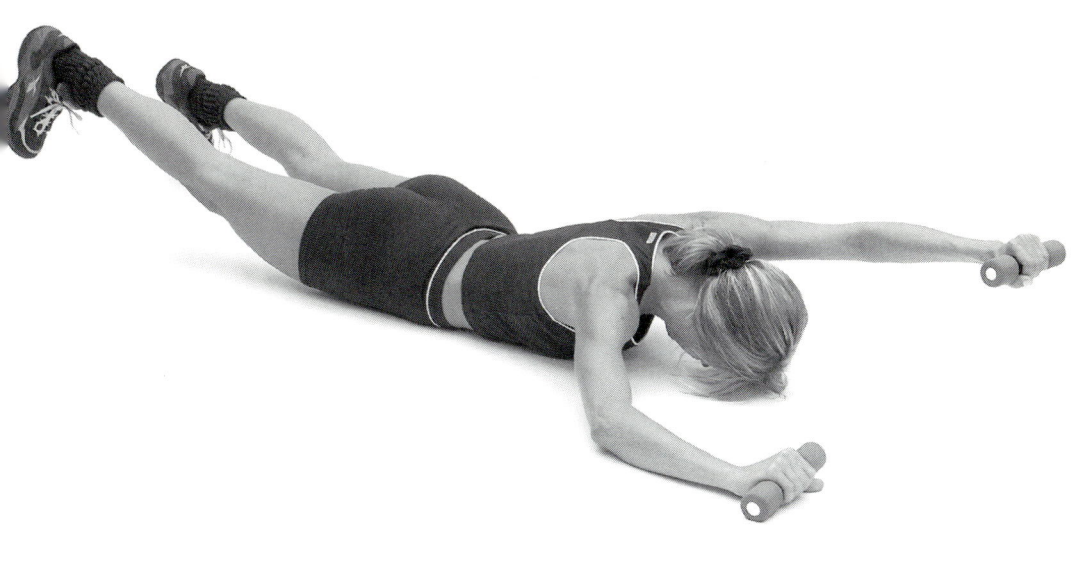

Rückenmuskulatur

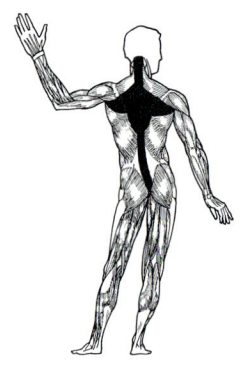

Übungsbeschreibung

1. Legen Sie sich in Bauchlage auf den Ball. Stützen Sie sich mit Ihren Füßen am Boden ab. Halten Sie eine Hantel mit beiden Händen vor dem Kopf.
2. Rollen Sie Ihren Oberkörper bis zur Waagrechten auf.

Ergänzender Übungshinweis

- Durch die Streckung der Arme und das Gewicht der Hanteln steuern Sie die Intensität der Übung.

Trainierte Muskulatur

++ Rückenstreckmuskulatur

+   Schultergürtelmuskulatur

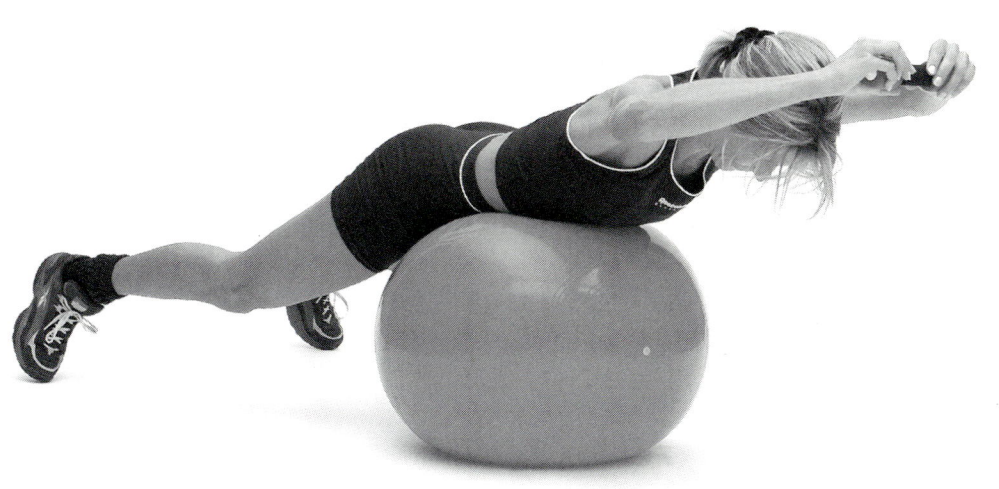

Rücken- und Schultergürtelmuskulatur

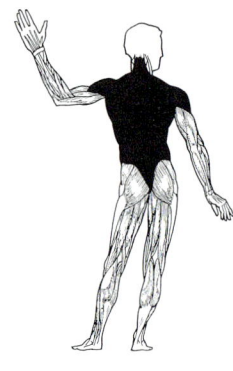

Übungsbeschreibung

1. Legen Sie sich in Bauchlage auf den Ball. Stützen Sie sich mit den Füßen am Boden ab. Rollen Sie Ihren Oberkörper bis zur Waagrechten auf.
2. Übergeben Sie eine Hantel über Ihrem Kopf und danach hinter Ihrem Rücken.

Variationen

• Führen Sie beide Arme neben dem Körper nach vorne und nach hinten (auch als Brustschwimmbewegung möglich).
• Führen Sie die Arme abwechselnd am Körper entlang nach vorne.
• Führen Sie die Übungen in Bauchlage auf dem Boden durch.

Ergänzende Übungshinweise

• Halten Sie den Kopf in Verlängerung der Wirbelsäule.
• Die Bauchlage auf dem Boden ist zwar stabiler, allerdings müssen die Ellenbogen höher angehoben werden.
• Sie trainieren mit der Übung besonders die schulterblattfixierende Muskulatur.

Trainierte Muskulatur

++   Rückenstreckmuskulatur
+   Interskapuläre Muskulatur
+   Oberflächliche Rückenmuskulatur

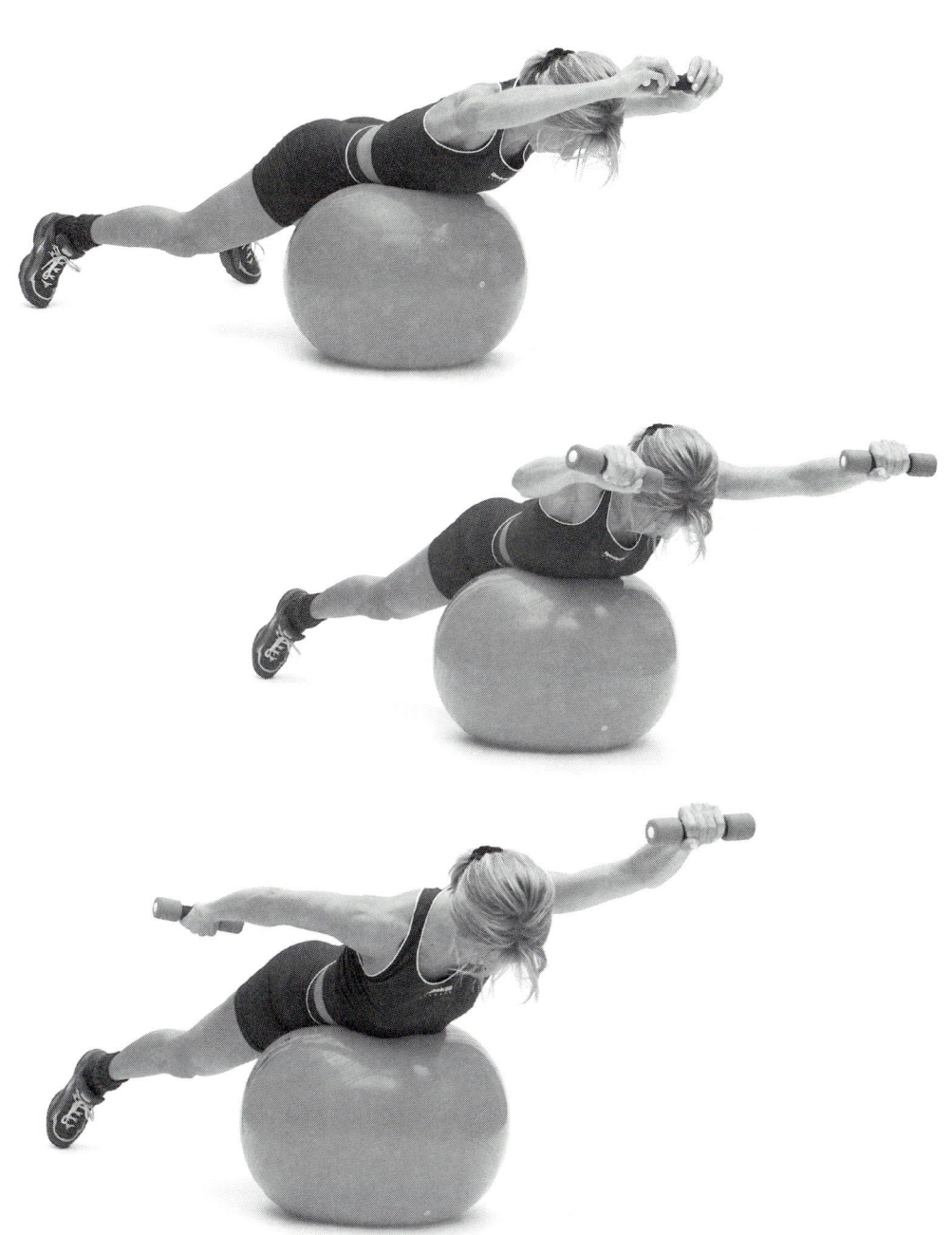

Rücken- und Schultergürtelmuskulatur

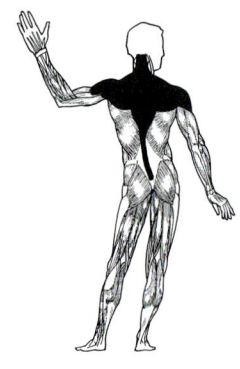

Übungsbeschreibung

1. Stehen Sie in leichter Grätschstellung und beugen Sie die Beine. Stützen Sie sich mit einer Hand auf Ihrem Knie ab. Halten Sie die Hantel in der anderen Hand vor Ihrem Körper.
2. Führen Sie den Arm nach außen oben in eine angewinkelte Position. Drehen Sie dabei gleichzeitig die Schulter nach oben.

Ergänzende Übungshinweise

- Halten Sie Ihr Becken möglichst stabil.
- Bei dieser Übung kommt es zur Aufrichtung und Streckung der Brustwirbelsäule.
- Über die außenrotatorisch wirkenden Muskeln der Schulter stabilisieren Sie das Schultergelenk.
- Diese Übung ist koordinativ sehr anspruchsvoll.

Trainierte Muskulatur

++   Rückenmuskulatur (Extensoren und Rotatoren)
++   Schultergürtelmuskulatur

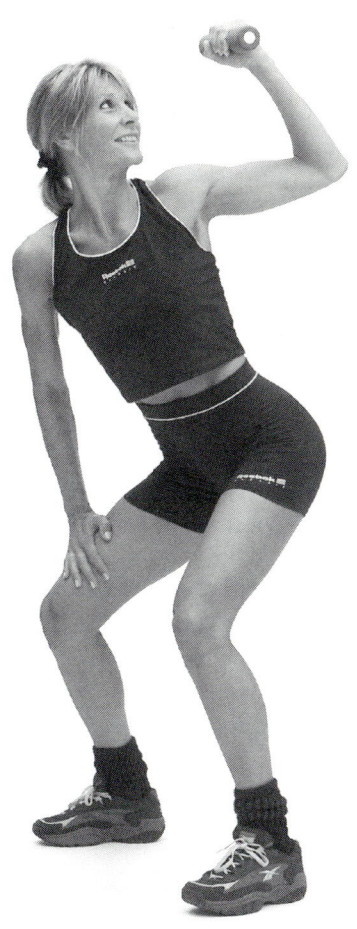

Bauchmuskulatur

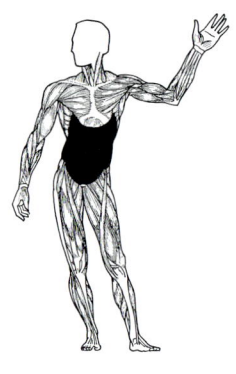

Übungsbeschreibung

1. Setzen Sie sich in aufrechter Haltung auf den Ball.
2. Ziehen Sie abwechselnd ein Bein heran.
3. Führen Sie eine Hantel unter dem angehobenen Bein hindurch.

Variation

- Führen Sie in Rückenlage eine Hantel in Achter-kreisen um Ihre Beine herum. Heben Sie dabei den Kopf und die Schultern.

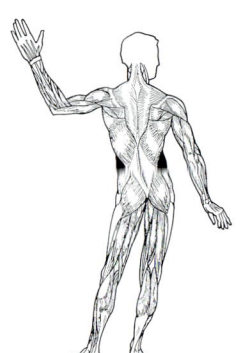

Ergänzende Übungshinweise

- Sollten Sie in der Rückenlage Schwierigkeiten dabei haben, den Kopf für längere Zeit anzu-heben, so legen Sie ihn ab.
- Unterlagern Sie bei der Übungsvariation ggf. die Lendenwirbelsäule mit einem Lendenkissen.
- Um die Intensität zu steigern, können Sie das andere Bein etwas strecken. Allerdings sollte Ihre Lendenwirbelsäule immer Kontakt zum Lendenkissen (Boden) behalten.

Trainierte Muskulatur
++   Gerade Bauchmuskulatur
++   Schräge Bauchmuskulatur

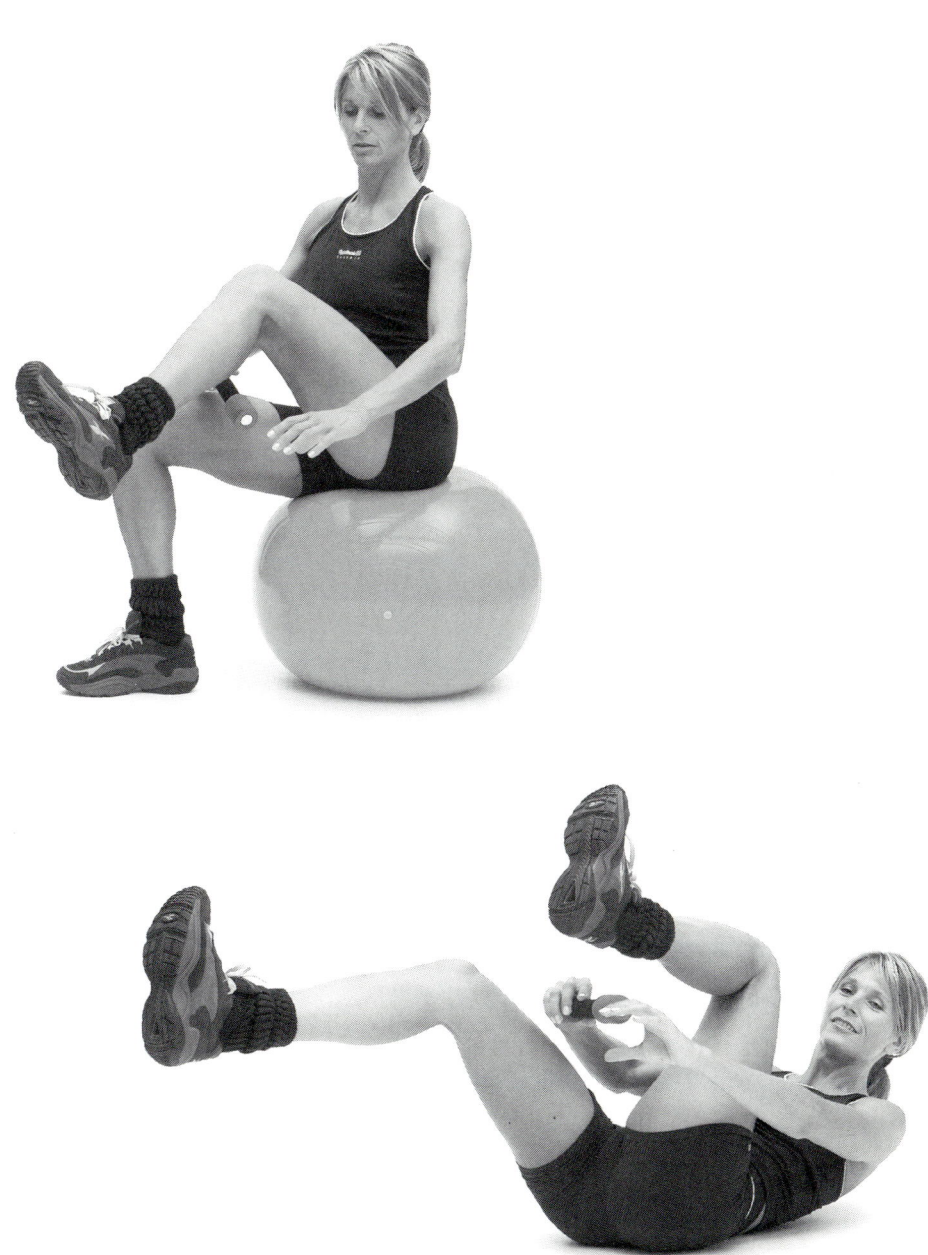

Bauchmuskulatur

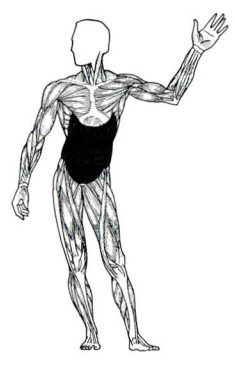

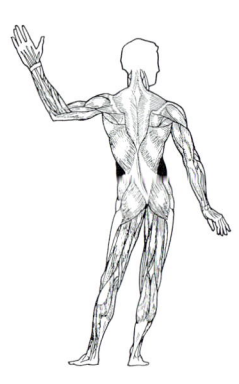

Übungsbeschreibung

1. Überkreuzen Sie in Rückenlage Ihre Beine und drücken Sie die Fußaußenseiten gegeneinander.
2. Strecken Sie die Hanteln senkrecht zur Decke.
3. Schieben Sie beide Arme und Schultern nach oben.

Variationen

- Schieben Sie die gestreckten Arme (Schultern) wechselweise nach oben.
- Heben Sie die Hanteln mit angewinkelten Armen an Ihre Schultern und richten Sie Ihren Oberkörper auf.
- Bewegen Sie beide Hanteln neben einem Knie in kleinen Bewegungen auf und ab.
- Drehen Sie eine Hantel in unterschiedliche Positionen.

Ergänzende Übungshinweise

- Unterlagern Sie ggf. die Lendenwirbelsäule mit einem Lendenkissen.
- Schieben Sie gleichzeitig Ihr Brustbein Richtung Decke.

Trainierte Muskulatur

++ Schräge Bauchmuskulatur
++ Gerade Bauchmuskulatur
++ Sägemuskel

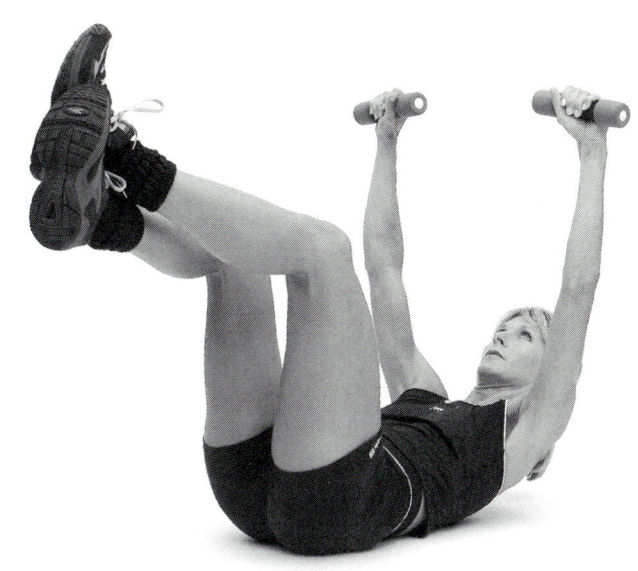

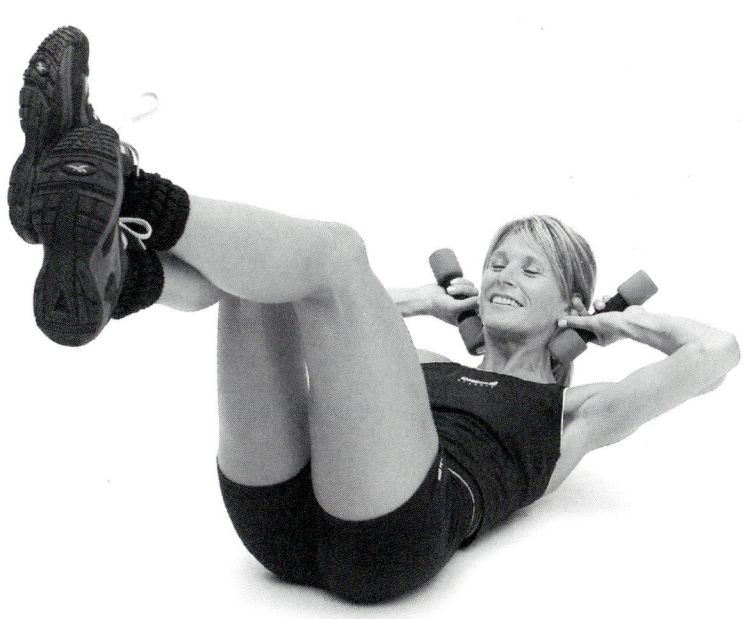

Bauchmuskulatur

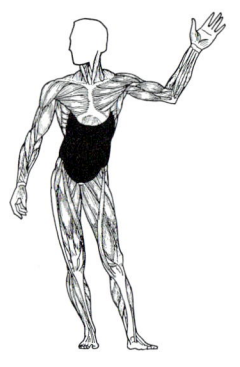

Übungsbeschreibung

1. Heben Sie in Rückenlage Ihre angewinkelten Beine nach oben. Ziehen Sie die Zehen heran.
2. Drehen Sie den ganzen Körper zur Seite.
3. Schieben Sie die Beine nach vorne und geben Sie eine Hantel zwischen den Beinen hindurch.

Variation

• Strecken Sie in Rückenlage die Beine nach oben. Neigen Sie die Beine um etwa 30 bis 45 Grad zur Seite, sodass Ihr Becken noch aufliegt. Schieben Sie zusätzlich die Hanteln nach vorne.

Ergänzender Übungshinweis

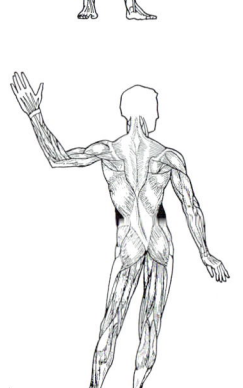

• Halten Sie durch ausreichende Bauchspannung das Becken und damit die Wirbelsäule stabil.

Trainierte Muskulatur

++ Schräge Bauchmuskulatur
++ Gerade Bauchmuskulatur

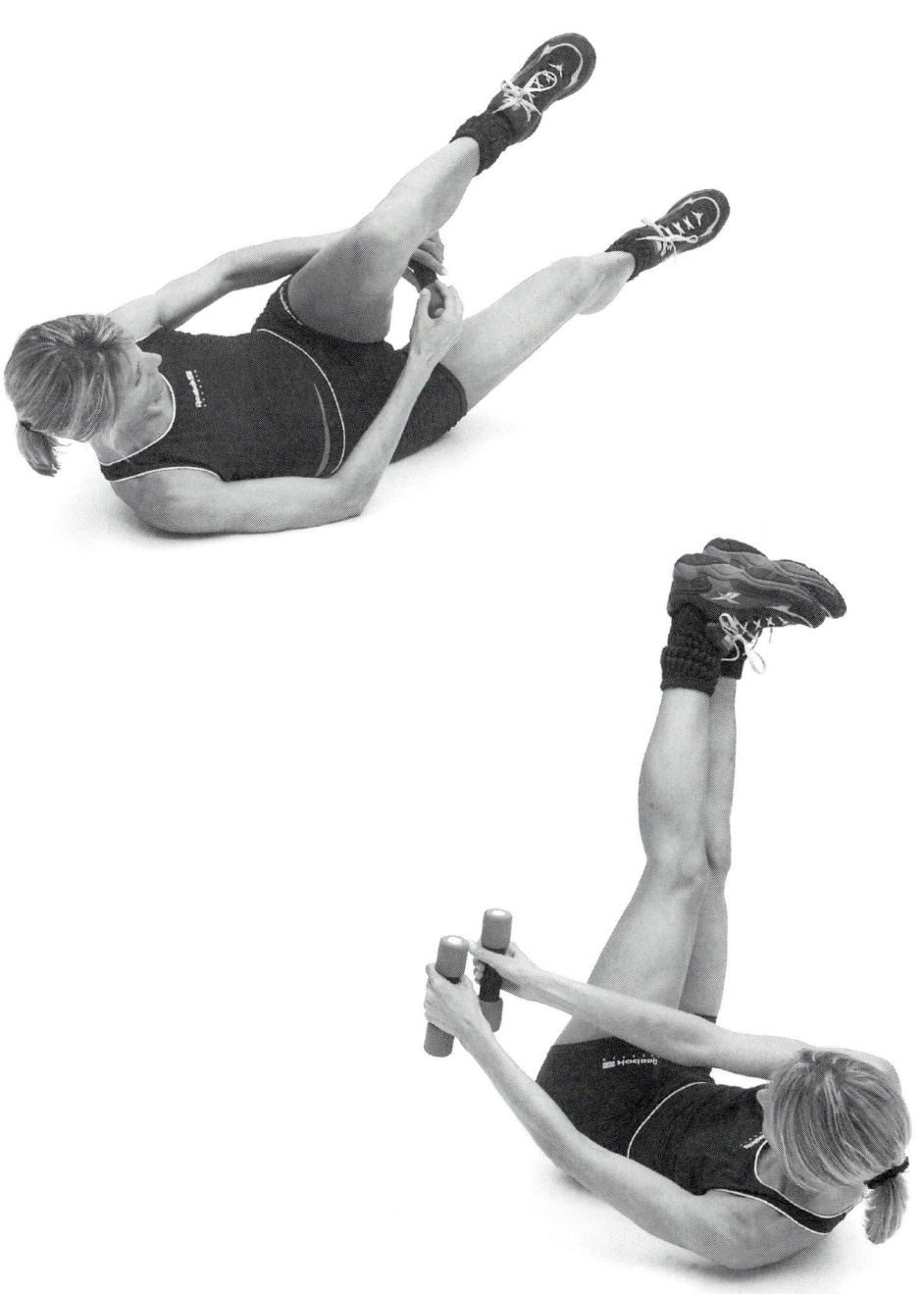

Bauchmuskulatur

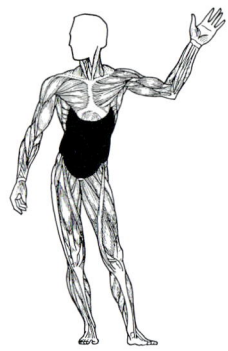

Übungsbeschreibung

1. Heben Sie in der Rückenlage beide Beine an und klemmen Sie eine Hantel dazwischen.
2. Drücken Sie die Handrücken leicht in die Unterlage.
3. Ziehen Sie die Beine in Richtung Brust heran und bewegen Sie sie wieder zur senkrechten Stellung zurück.

Variationen

- Heben Sie während der Beinbewegung den Kopf und die Schulter an. Schieben Sie dabei das Brustbein in Richtung Decke.
- Koppeln Sie die Beinbewegungen mit Armbewegungen, führen Sie z. B. eine Hantel um die Oberschenkel herum.

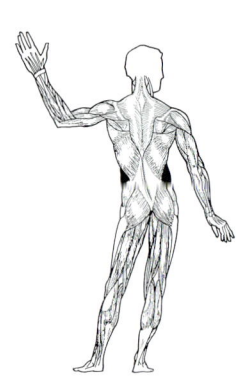

Ergänzende Übungshinweise

- Ein leichtes Anheben des Kopfes unterstützt das Training.
- Achten Sie darauf, dass Ihr Becken beim Zurückführen der Beine nicht nach vorne kippt und Sie nicht ins Hohlkreuz ausweichen.
- Unterlagern Sie ggf. die Lendenwirbelsäule mit einem Lendenkissen.

Trainierte Muskulatur
++ Gerade Bauchmuskulatur
++ Schräge Bauchmuskulatur

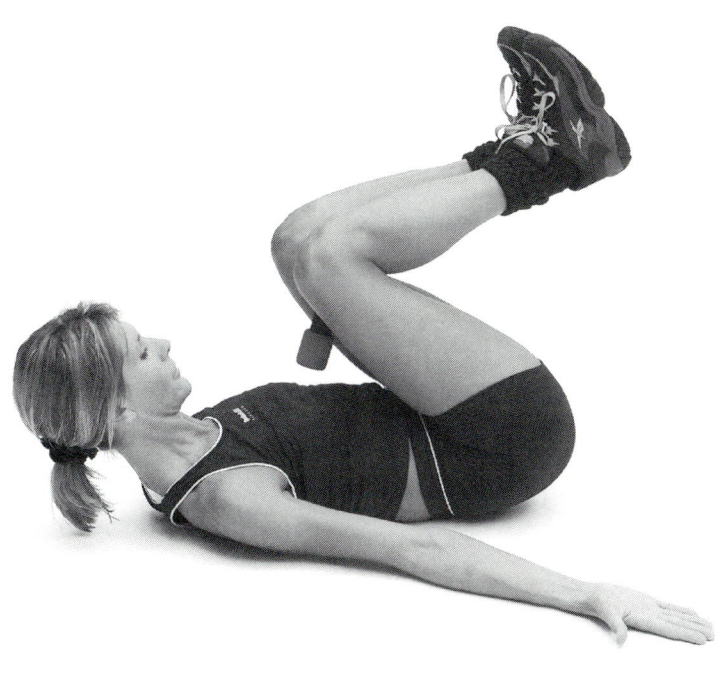

Rumpfmuskulatur (Dynamische Stabilisation)

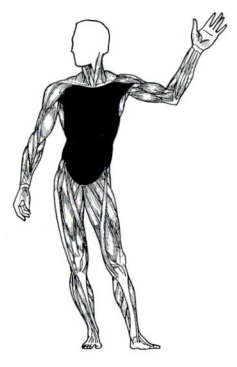

Übungsbeschreibung

1. Stehen Sie im Einbeinstand (oder Parallelstand) mit leicht gebeugtem Bein.
2. Bewegen Sie die Hantel neben Ihrem Körper in kleinen Bewegungsausschlägen abwechselnd vor und zurück.
3. Bewegen Sie die Hantel in kleinen Bewegungsausschlägen diagonal vor dem Körper.
4. Bewegen Sie die Hantel in kleinen Bewegungsausschlägen nach rechts und nach links.

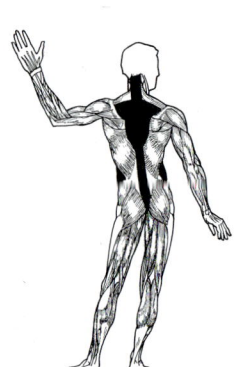

Variationen

- Sie können die Übung auch im Sitzen durchführen und auch dort ein Bein anheben.
- Üben Sie auf einer weichen oder labilen Unterlage.

Ergänzender Übungshinweis

- Halten Sie während der gesamten Übung den Rumpf durch ausreichende Rumpfspannung stabil.

Trainierte Muskulatur

++ Rückenstreckmuskulatur
++ Gerade und schräge Bauchmuskulatur
+   Schultergürtelmuskulatur

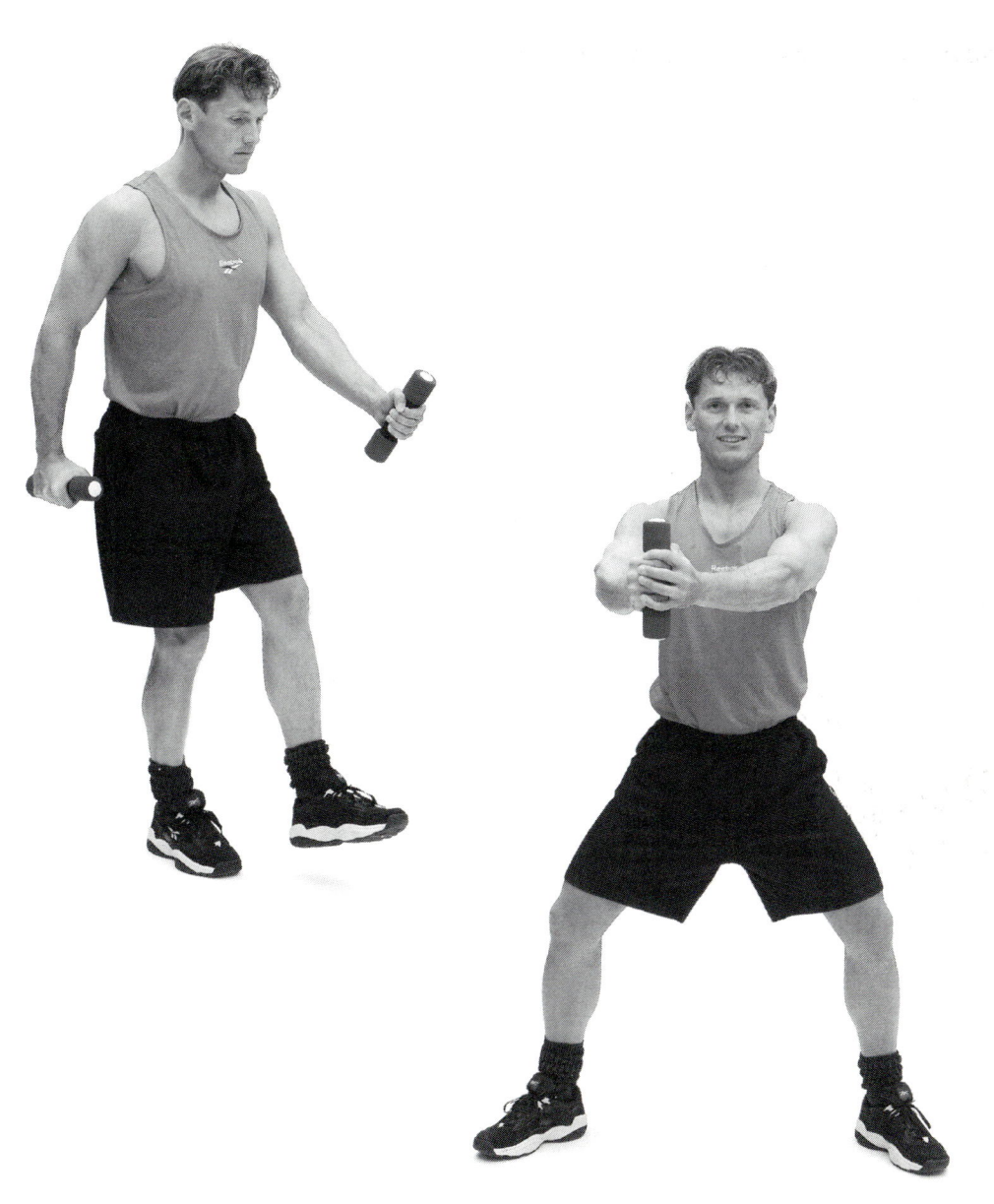

Seitliche Rumpfstabilisatoren

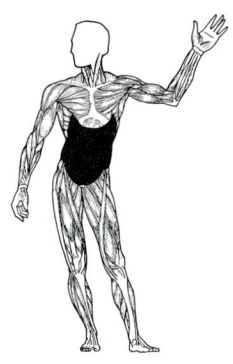

Übungsbeschreibung

1. Winkeln Sie in der Seitenlage Ihr unteres Bein an. Heben Sie Ihr oberes Bein.
2. Halten Sie beide (eine) Hanteln vor Ihrem Körper.
3. Heben Sie die Hanteln nach oben. Versuchen Sie Ihre Schulter leicht zu machen oder gar etwas anzuheben.

Variation

• Strecken Sie die Arme über Ihren Kopf.

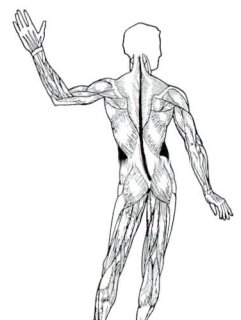

Ergänzende Übungshinweise

• Versuchen Sie, die obere Schulter möglichst vorne zu lassen und nicht zurückzudrehen.
• Heben Sie die Schulter ohne Schwung

Trainierte Muskulatur

++ Rückenstreckmuskulatur
++ Schräge Bauchmuskulatur
++ Viereckiger Lendenmuskel

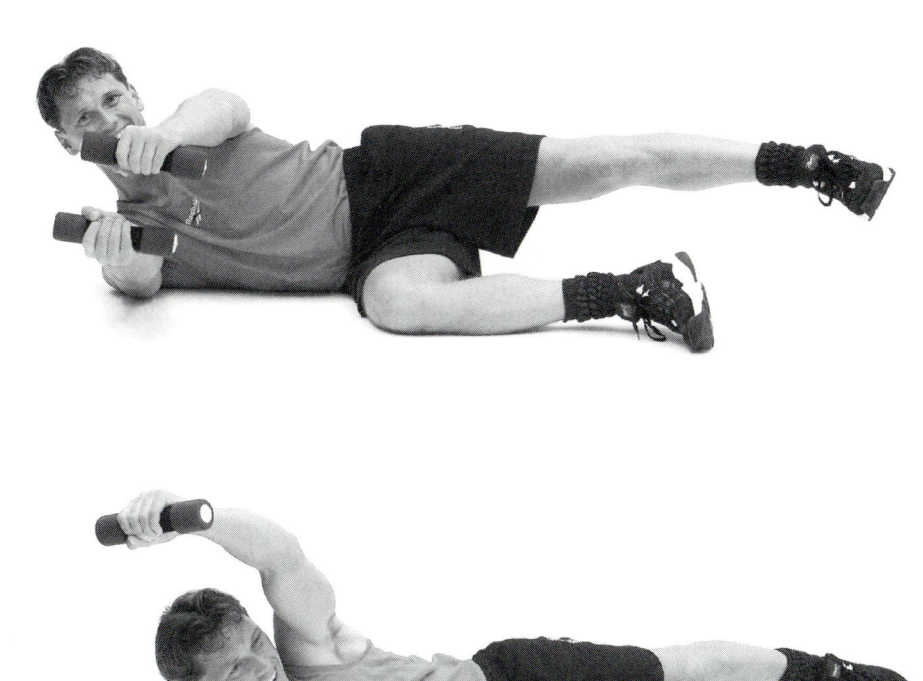

Gesäß- und Beinmuskulatur

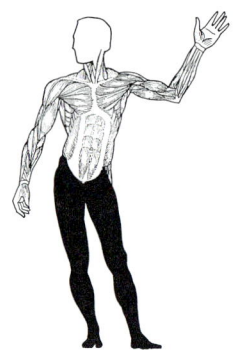

Übungsbeschreibung

1. Stehen Sie im Parallelstand mindestens hüftbreit.
2. Halten Sie Ihren Oberkörper in seiner normalen, aufgerichteten Stellung.
3. Beugen Sie Ihre Beine und neigen Sie gleichzeitig Ihren Oberkörper nach vorne (Bücken).
4. Führen Sie beim Bücken gleichzeitig die Hanteln vor dem Körper nach oben (Parallel- oder Schrittstellung).
5. Bewegen Sie Ihr Brustbein nach vorne oben und strecken Sie gleichmäßig Hüft-, Knie- und Sprunggelenk (Heben).

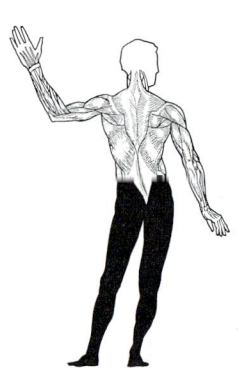

Variation

- Heben Sie Ihre Ellenbogen nach vorne oben (Gewichtheben).

Ergänzende Übungshinweise

- Beugen Sie die Beine max. bis 90 Grad.
- Fixieren Sie die Schulterblätter während der gesamten Übung an der Wirbelsäule.

Trainierte Muskulatur

++ Rückenstreckmuskulatur
++ Hüftstreck- und Beinmuskulatur

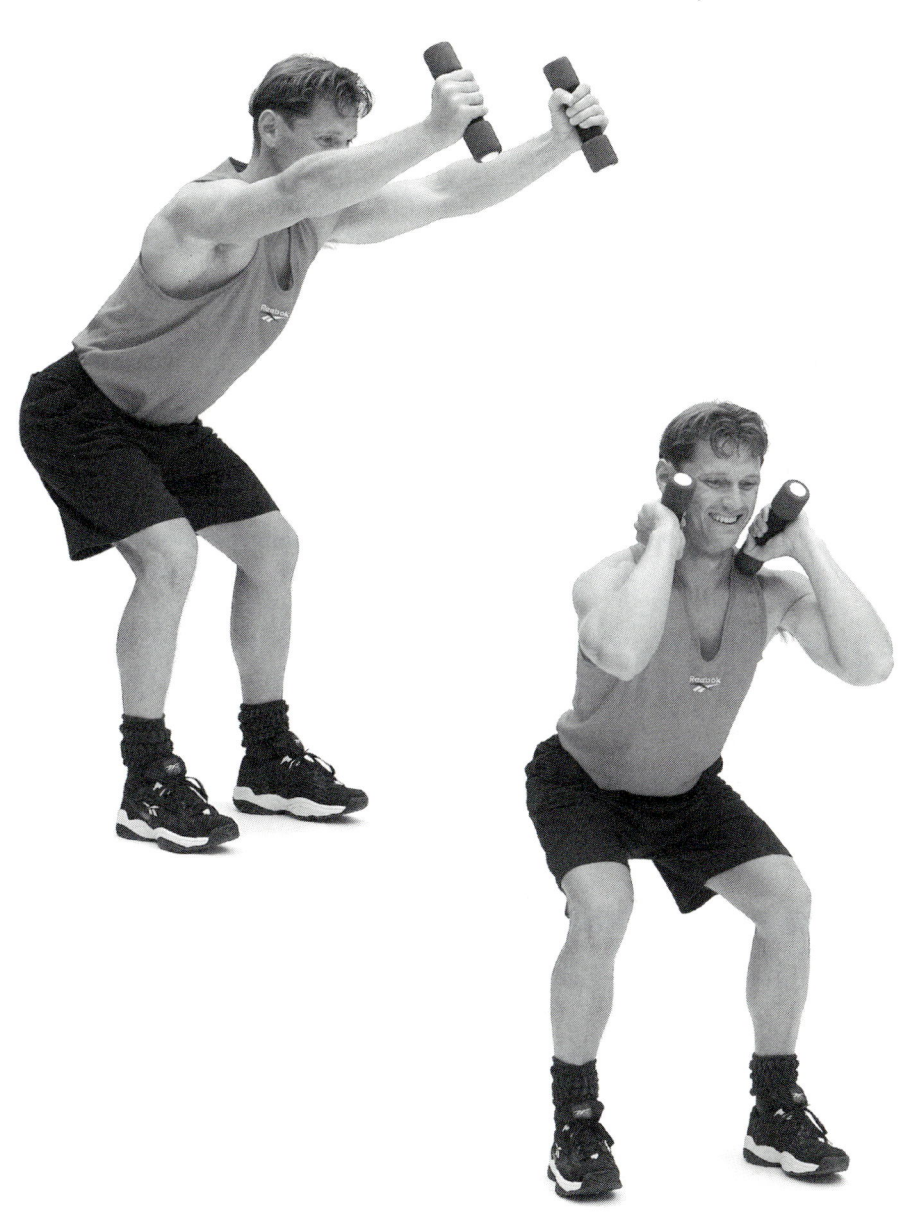

Gesäß- und Beinmuskulatur

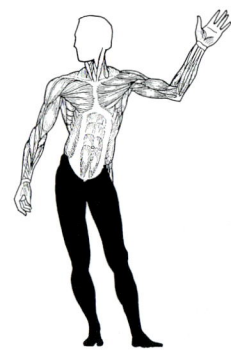

Übungsbeschreibung

1. Stehen Sie in Schrittstellung.
2. Beugen Sie Ihre Beine und bewegen Sie Ihr Gesäß nach unten.
3. Strecken und beugen Sie wechselweise die Beine.

Variationen

- Gehen Sie aus dem Stand einen Schritt nach vorne und beugen Sie die Beine (Ausfallschritt). Strecken Sie anschließend die Beine.
- Nehmen Sie die Arme in U-Halte neben den Körper.

Ergänzender Übungshinweis

- Durch den Grad der Beugung variieren Sie die Intensität der Übung.

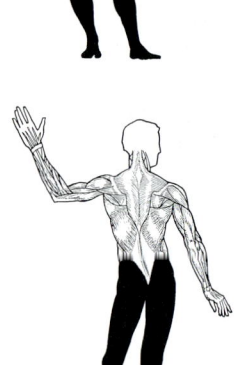

Trainierte Muskulatur

++ Beinmuskulatur

+   Gesäßmuskulatur

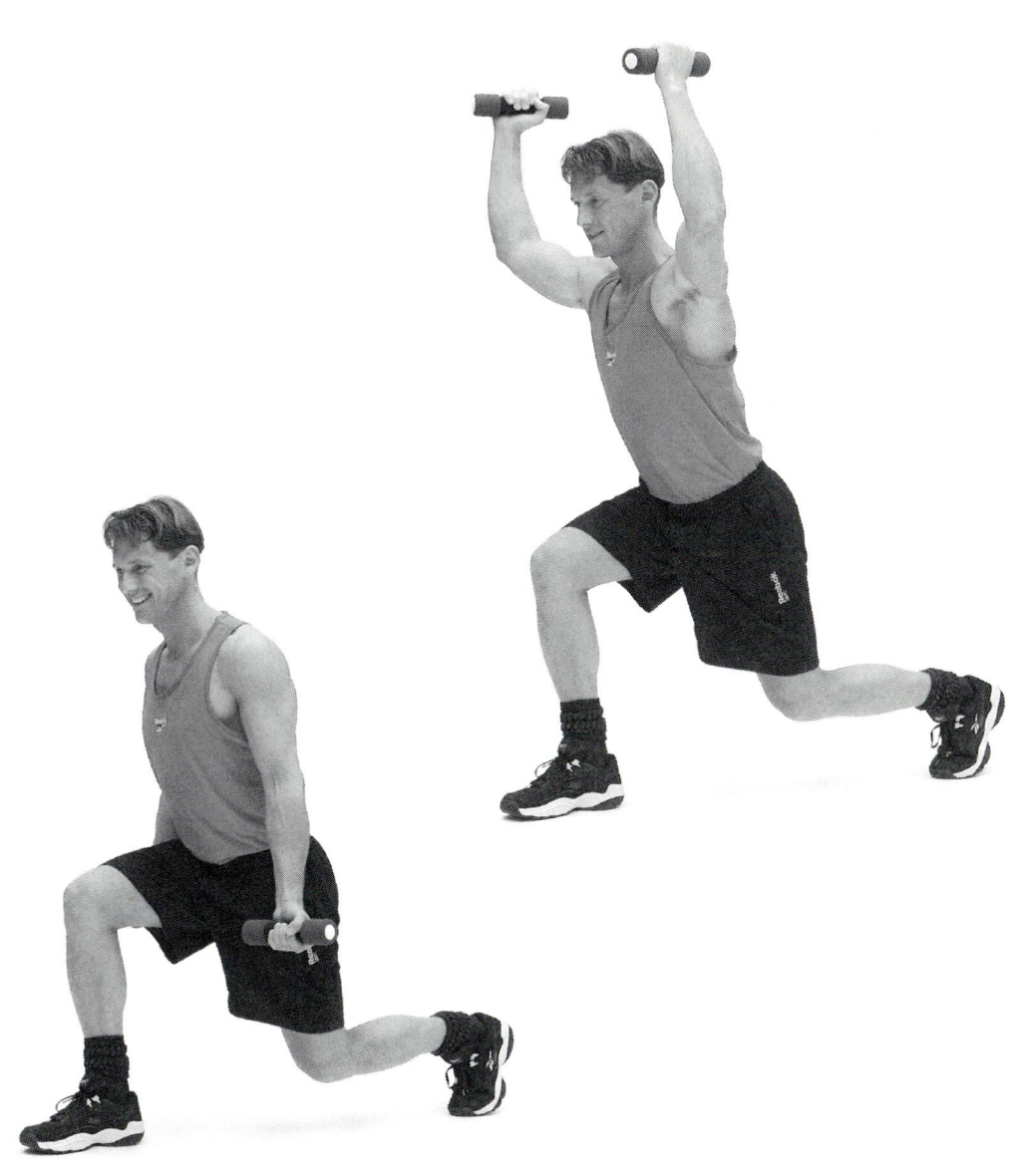

Hüftstreckmuskulatur

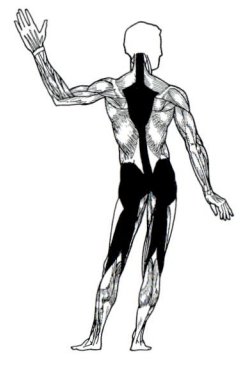

Übungsbeschreibung

1. Stützen Sie sich auf die Knie und die Unterarme (Unterarmstütz). Klemmen Sie eine Hantel in eine Kniekehle.
2. Spannen Sie Ihre Rumpfmuskulatur und halten Sie den Rücken gerade.
3. Führen Sie das gebeugte Bein nach oben, bis Oberschenkel und Oberkörper eine Linie bilden.
4. Senken und heben Sie wechselweise das Bein.

Variation

• Bewegen Sie das Bein in der Hüftstreckung in kleinen Bewegungsamplituden.

Ergänzende Übungshinweise

• Drehen Sie möglichst das Becken nicht auf.
• Bei zu stark angewinkeltem Unterschenkel besteht Krampfgefahr.

Trainierte Muskulatur

++ Gesäßmuskulatur
++ Hintere Oberschenkelmuskulatur

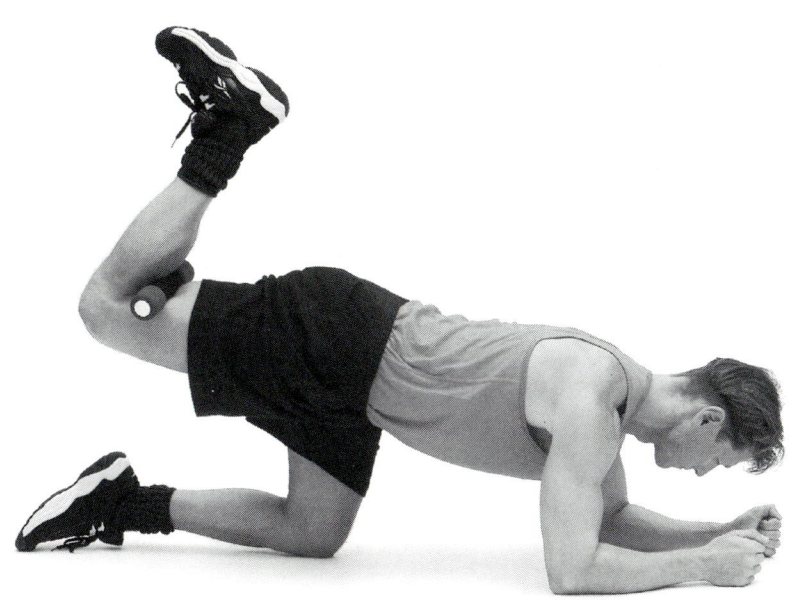

Beinmuskulatur

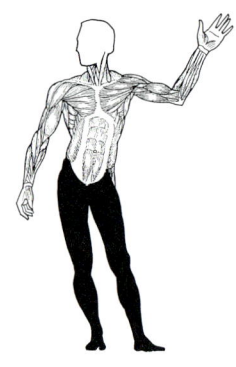

Übungsbeschreibung

1. Stehen Sie in der Grätsche.
2. Beugen Sie Ihre Beine und neigen Sie Ihren geraden Oberkörper nach vorne.
3. Bewegen Sie eine Hantel in Achterkreisen um Ihre Beine.

Variationen

- Führen Sie die Hantel am Boden entlang.
- Verlagern Sie abwechselnd Ihr Gewicht weiter in Richtung eines Beines.

Ergänzende Übungshinweise

- Beugen Sie die Beine max. bis 90 Grad.
- Neben der Beinkraft schulen Sie auch die Koordination der Bewegungsabläufe des Rückens und des Umsetzens einer Last. Außerdem steigern Sie die Beweglichkeit des Becken-Bein-Bereichs.

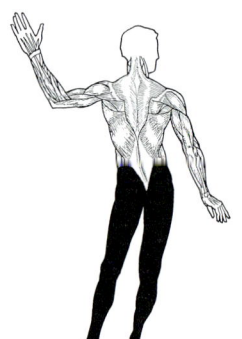

Trainierte Muskulatur

++ Beinmuskulatur

+ Rückenstreckmuskulatur

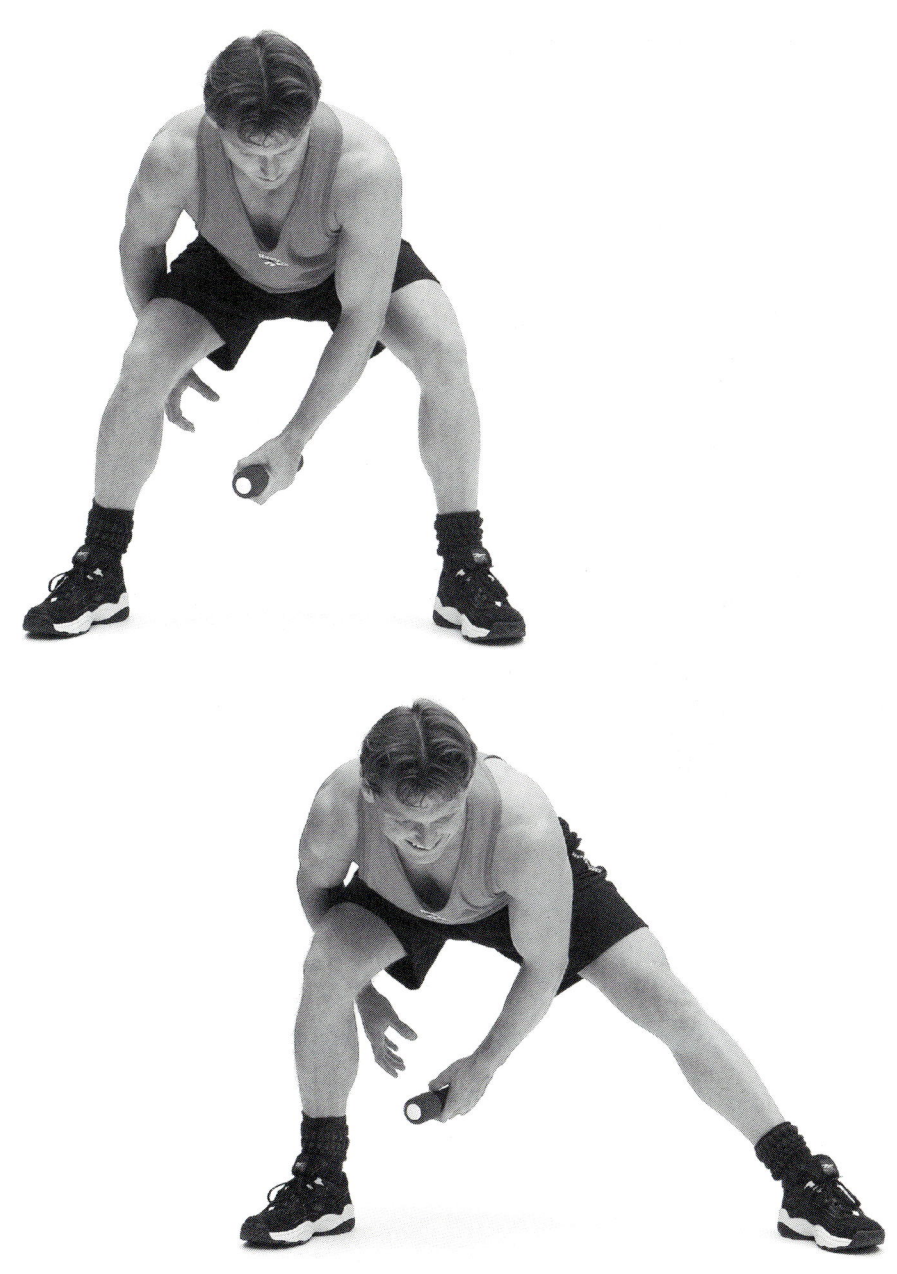

Brust-, Arm- und Schultermuskulatur

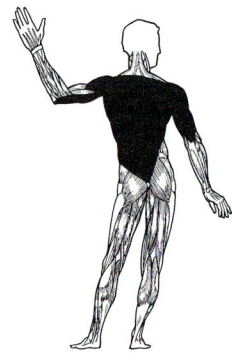

Übungsbeschreibung

1. Legen Sie im Vierfüßlerstand eine Hantel in den Bereich Ihrer Lendenwirbelsäule.
2. Halten Sie durch Rumpfspannung den Rücken gerade.
3. Beugen Sie den Arm und führen Sie Ihre Nase in Richtung Hand.

Ergänzende Übungshinweise

- Kontrollieren Sie während der Bewegung mit Hilfe Ihrer Hand die Wölbung in der Lendenwirbelsäule (Lordose).
- Durch den Grad der Beugung können Sie die Intensität regulieren.
- Unterlagern Sie ggf. die Knie durch ein Handtuch, Kissen o. ä.

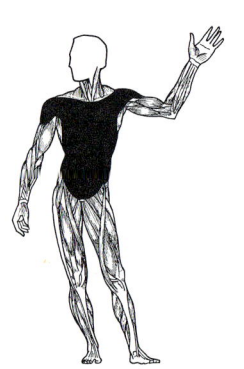

Trainierte Muskulatur

++   Oberarmrückseite

++   Brustmuskulatur

+   Schultermuskulatur

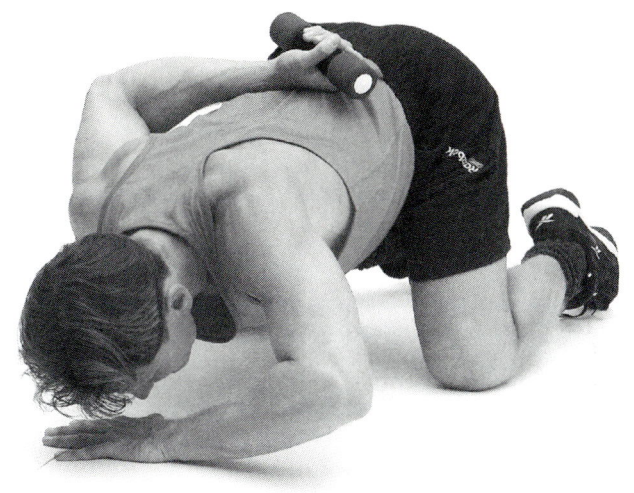

Übungen mit der Trainingsbank

Die Trainingsbank Back-i.T. wurde speziell für das vorbeugende Rückentraining konzipiert. Sie ermöglicht eine gute Stabilisation des Körpers in einzelnen Positionen. Die Trainingsbank ist leicht zu bedienen und ermöglicht vielfältige Übungsvariationen. Neben Kleinhanteln lässt sich besonders das Thera-Band durch eigens dafür angebrachte Befestigungspunkte sehr gut nutzen. Viele Thera-Band-Übungen aus diesem Buch, bei denen das Band an einer Tür befestigt wird, lassen sich ebenso gut an der Trainingsbank durchführen. Auch die meisten Übungen mit Kleinhanteln sind auf der Trainingsbank möglich, die im Vergleich zum Fitnessball eine stabilere Ausgangsstellung bietet.

Rückenmuskulatur

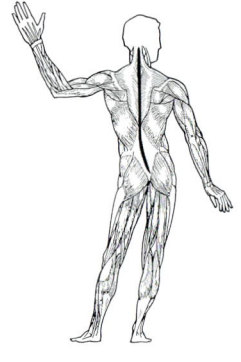

Übungsbeschreibung

1. Justieren Sie die Verstelleinheit des Fußpolsters so, dass die Kniegelenke um nahezu 90 Grad gebeugt sind. Stellen Sie die Höhe des Fußpolsters so ein, dass der Oberbereich der Oberschenkel abgestützt wird.
2. Stellen Sie die Füße unter den Rundbügel und knien Sie mit aufrechtem Oberkörper. Verschränken Sie Ihre Arme hinter dem Kopf (auf dem Rücken).
3. Beugen Sie langsam Ihren Rücken und rollen Sie die Wirbelsäule «Wirbel für Wirbel» ein. Danach richten Sie sich wieder bis zur Waagrechten auf.

Variationen

- Halten Sie Ihre Arme seitlich neben dem Kopf (stützen Sie seitlich den Kopf, legen Sie die Hände auf den Hinterkopf).
- Halten Sie die Arme in U-Halte.

Ergänzende Übungshinweise

- Intensivieren Sie die Übung, indem Sie den Armhebel verlängern: Arme vor der Brust kreuzen, Hände am Hinterkopf übereinander legen, Arme in U-Halte fixieren, Arme hinter dem Kopf strecken.
- Sie können zur Fixierung des Beckens den Abstützpunkt der Fußpolster auch auf den Lendenbereich einstellen.

Trainierte Muskulatur
++ Rückenstreckmuskulatur

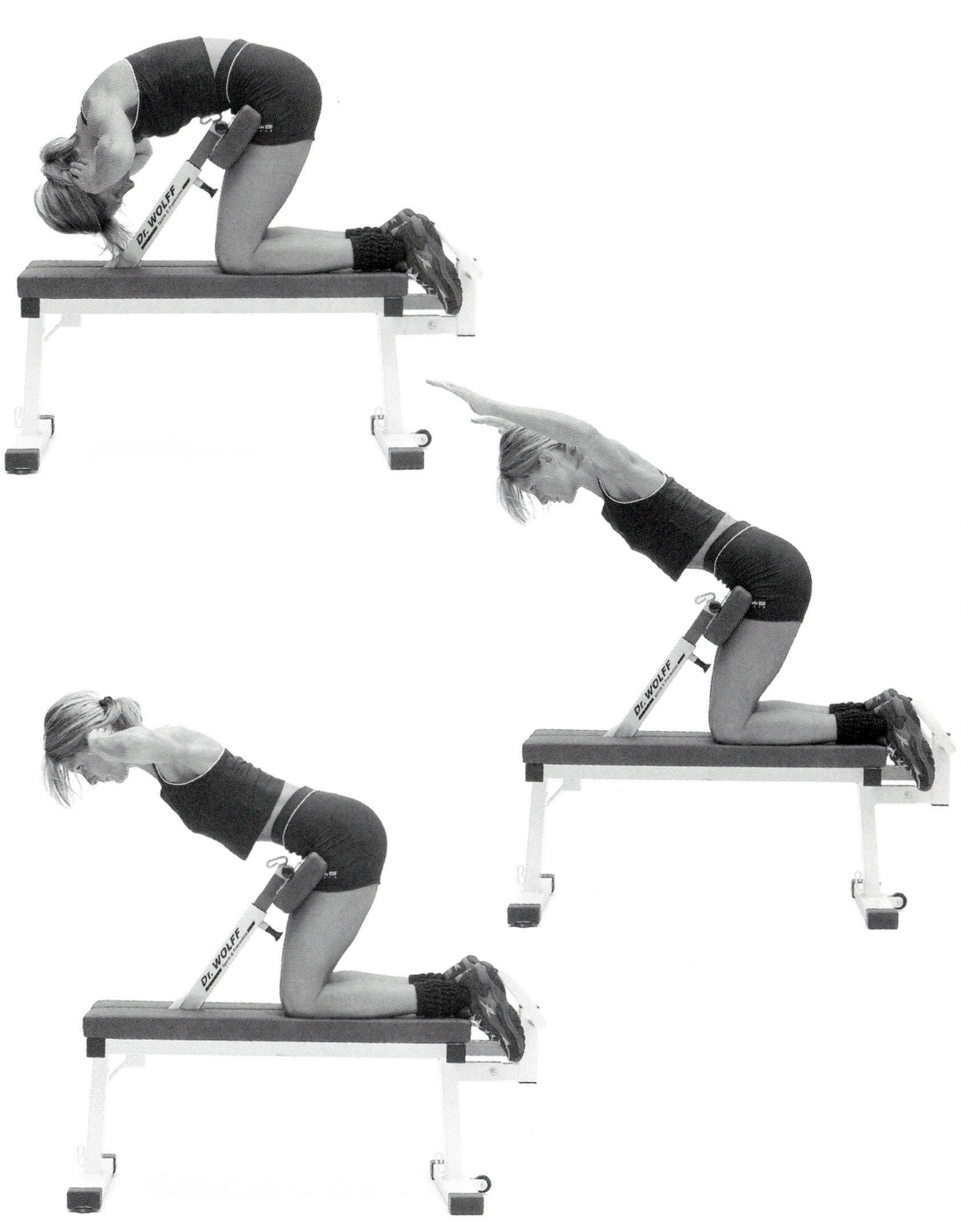

Bauchmuskulatur

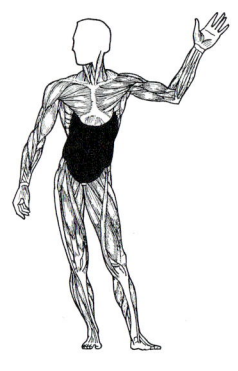

Übungsbeschreibung

1. Legen Sie sich in Rückenlage auf die Bank und fassen Sie den Rundbügel. Strecken Sie beide Beine nach oben.
2. Schieben Sie die Füße in Richtung Decke und heben Sie dabei das Becken etwas an.

Variationen

- Beugen Sie Unter- und Oberschenkel. Führen Sie die Knie etwas in Richtung Brust und heben Sie dabei das Becken und den unteren Rücken an.
- Schieben Sie die Knie in Richtung Decke nach oben und heben Sie dabei leicht das Becken an.

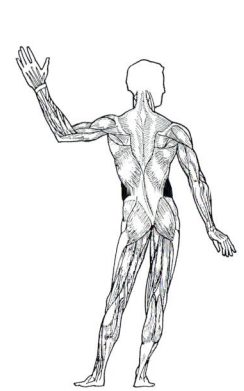

Ergänzende Übungshinweise

- Unterlagern Sie die Lendenwirbelsäule mit einem Lendenkissen. Die Lendenwirbelsäule behält während der Übung Kontakt zur Unterlage.
- Sollten Sie den Kopf nicht halten können, so stützen Sie ihn mit einer Hand.
- Versuchen Sie, bei der Übung «Luft unter Ihr Gesäß» zu bekommen.

Trainierte Muskulatur

++ Gerade Bauchmuskulatur
++ Schräge Bauchmuskulatur

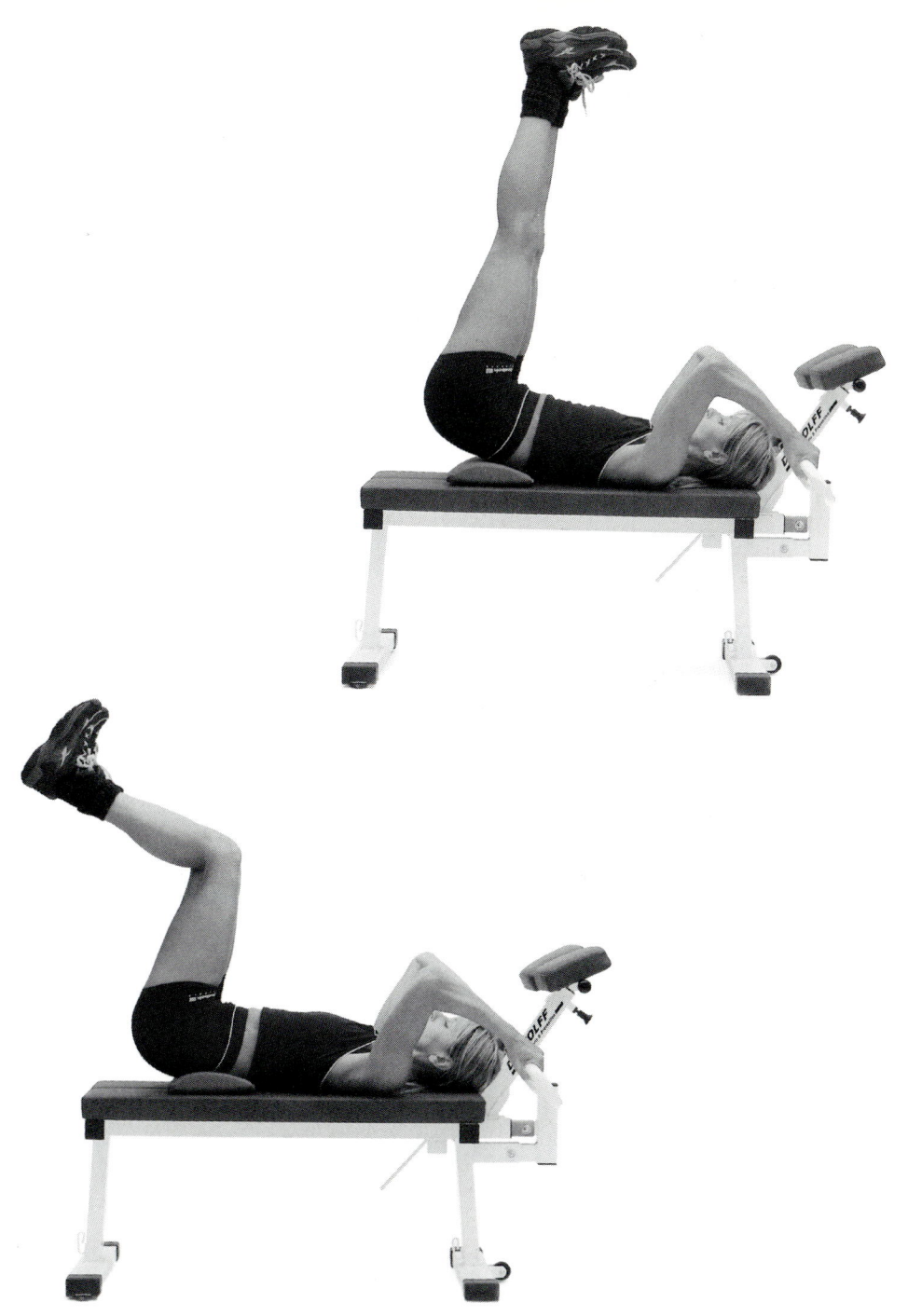

Bauchmuskulatur

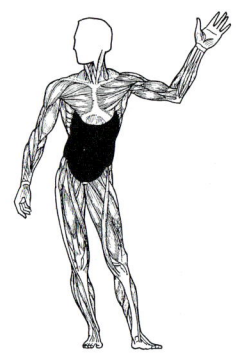

Übungsbeschreibung

1. Legen Sie sich in Rückenlage auf die Bank und fassen Sie den Rundbügel. Strecken Sie beide Beine nach oben.
2. Beugen Sie Unter- und Oberschenkel. Schieben Sie die Knie in Richtung Decke nach oben und heben Sie dabei leicht das Becken.
3. Schieben Sie die Beine abwechselnd nach vorne.

Variation

- Schieben Sie die Knie etwas nach oben und drehen Sie die Unterschenkel.

Ergänzende Übungshinweise

- Unterlagern Sie die Lendenwirbelsäule mit einem Lendenkissen. Die Lendenwirbelsäule behält während der Übung Kontakt zur Unterlage.
- Sollten Sie den Kopf nicht halten können, so stützen Sie ihn mit einer Hand.
- Versuchen Sie, bei der Übung «Luft unter Ihr Gesäß» zu bekommen.

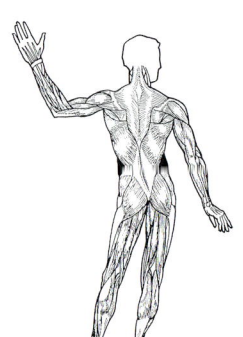

Trainierte Muskulatur

++ Gerade Bauchmuskulatur

++ Schräge Bauchmuskulatur

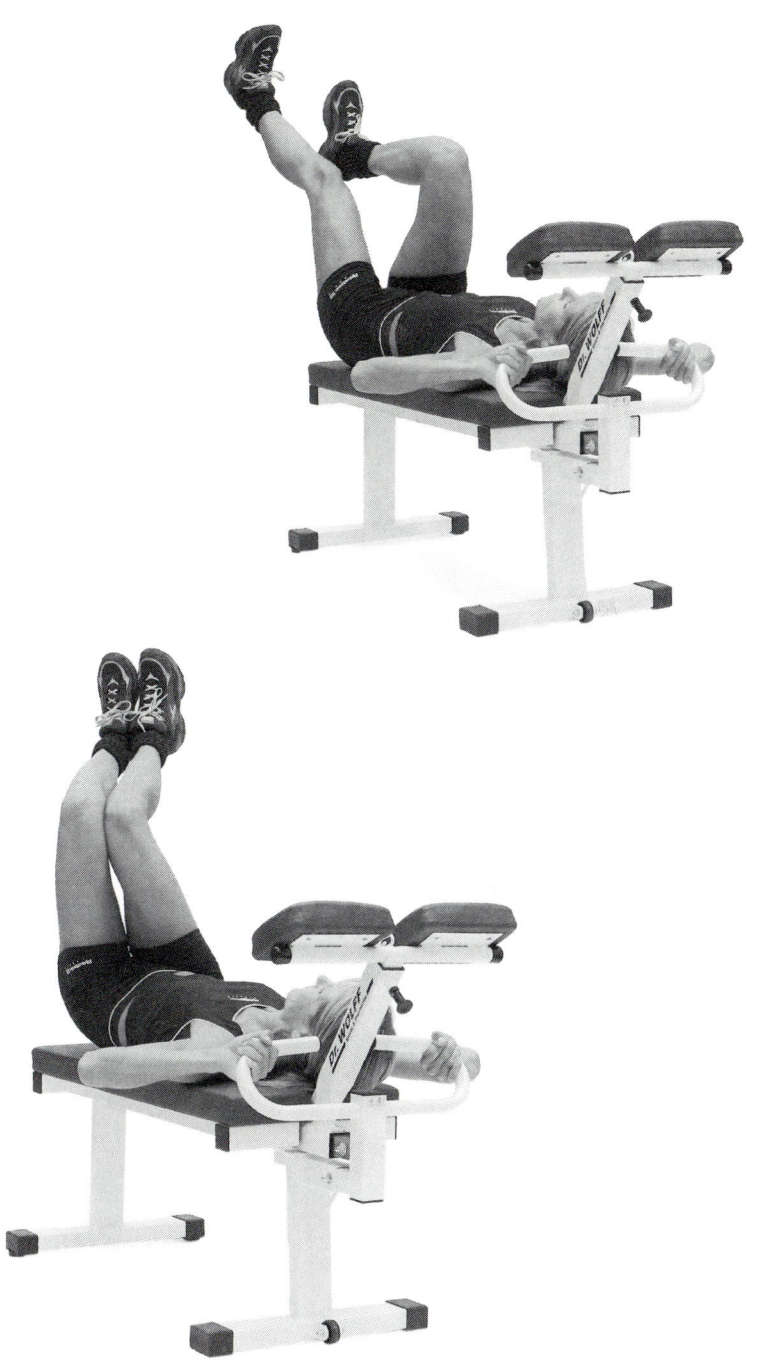

Seitliche Rumpfstabilisatoren

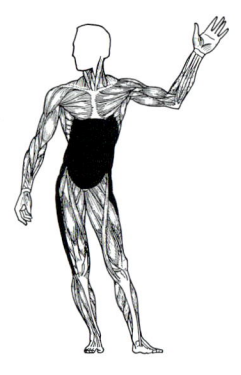

Übungsbeschreibung

1. Legen Sie sich in Seitenlage auf die Bank und fixieren Sie Ihre Füße unter dem Rundbügel. Verschränken Sie die Arme vor dem Brustkorb.
2. Heben Sie den Oberkörper aus der horizontalen Lage an.

Variationen

- Heben Sie den Oberkörper, schieben Sie die Hände in Richtung Decke und drehen Sie den Oberkörper dabei leicht.
- Umfassen Sie mit einer Hand (mit beiden Händen) den Rundbügel und heben Sie beide Beine aus der Waagrechten an.

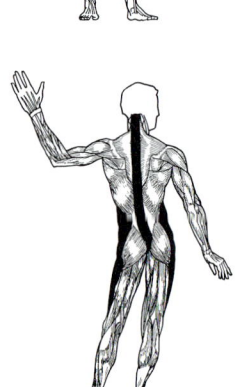

Ergänzender Übungshinweis

- Unterschiedliche Armhaltungen erschweren die Übung (z. B. Arme hinter dem Kopf halten) oder erleichtern sie (z. B. Arme gestreckt am Gesäß halten).

Trainierte Muskulatur

++	Viereckiger Lendenmuskel (Seitbeuger)
+	Gerade Bauchmuskulatur
+	Schräge Bauchmuskulatur
+	Rückenstreckmuskulatur

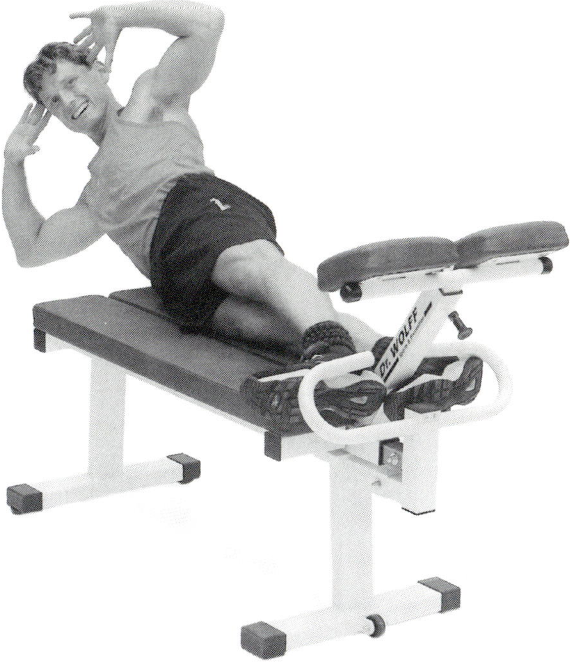

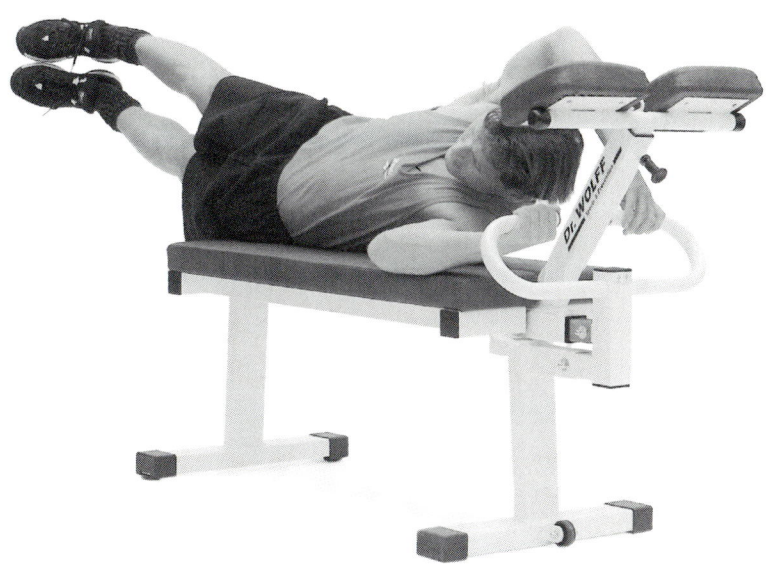

Gesäß- und Rückenmuskulatur

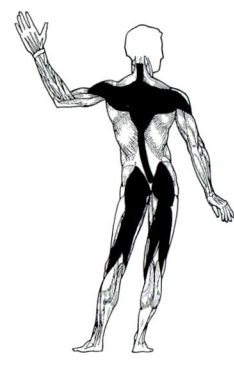

Übungsbeschreibung

1. Fixieren Sie das Thera-Band am Sprunggelenk eines Beines.
2. Legen Sie sich im Unterarmstütz auf die Bank.
3. Heben Sie das gestreckte Bein, bis der Körper eine Linie bildet. Heben und senken Sie das Bein im Wechsel.

Ergänzender Übungshinweis

- Achten Sie darauf, dass beim Heben des Beines die Wirbelsäule stabilisiert ist. Fassen Sie dazu mit einer Hand kurz in den Bereich der Lendenwirbelsäule.

Trainierte Muskulatur

++ Gesäßmuskulatur
++ Oberschenkelrückseite
+   Rückenstreckmuskulatur

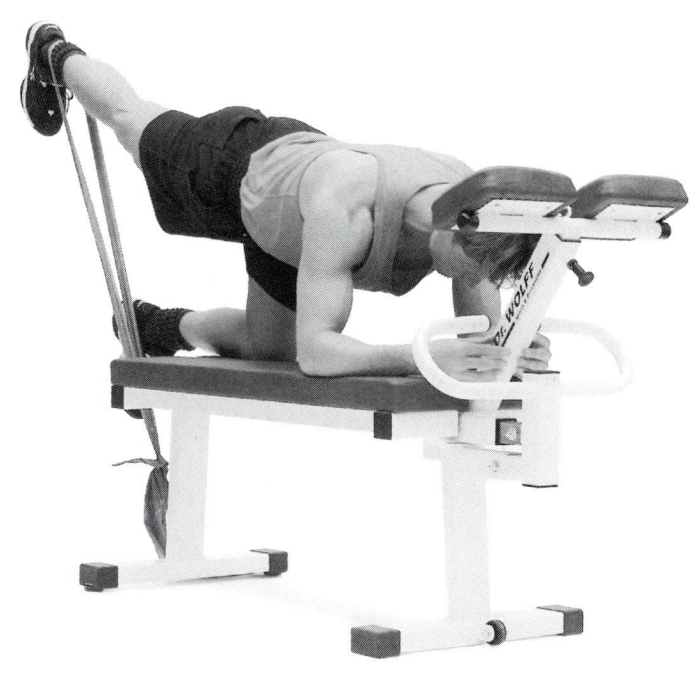

Die Übungsprogramme

Übungsprogramm Fitnessball (Einsteiger)

Gesäß anheben und Arme nach außen drehen
(siehe S. 44)

Wiederholungen	Serien	Pause
10–15 x	1–2 x	30–60 Sek.

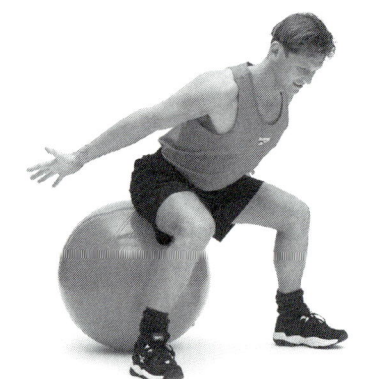

Oberkörper aufrichten
(siehe S. 46)

Wiederholungen	Serien	Pause
10–15 x	1–2 x	30–60 Sek.

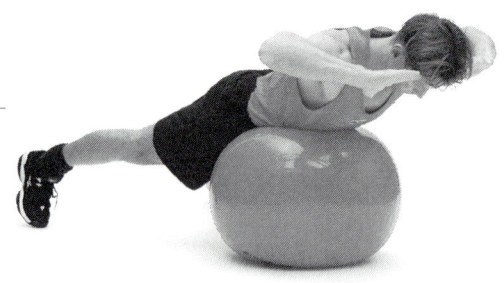

Ball nach oben rollen
(siehe S. 54)

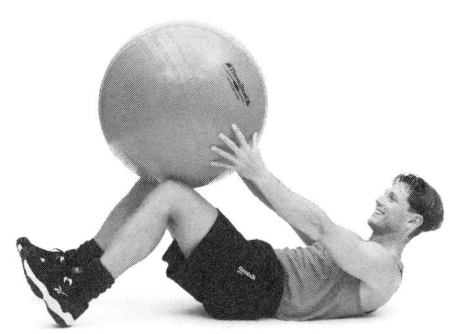

Wiederholungen	Serien	Pause
10–15 x	1–2 x	30–60 Sek.

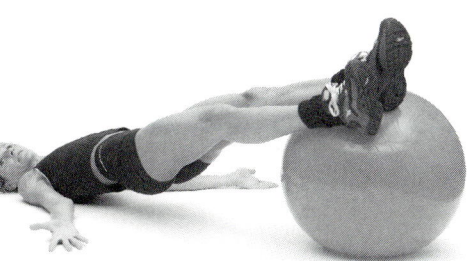

Körper nach rechts und nach links bewegen
(siehe S. 62)

Wiederholungen	Serien	Pause
10–15 x	1–2 x	30–60 Sek.

Knie unter den Körper ziehen
(siehe S. 68)

Wiederholungen	Serien	Pause
10–15 x	1–2 x	30–60 Sek.

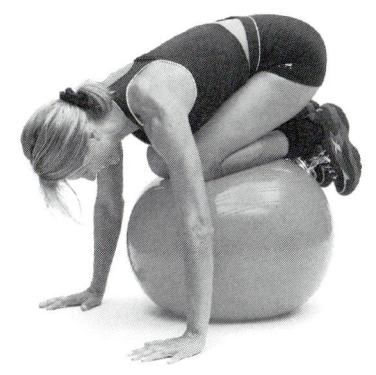

Übungsprogramm Fitnessball (Fortgeschrittene)

Oberkörper seitlich aufrichten
(siehe S. 46)

Wiederholungen	Serien	Pause
10–15 x	1–2 x je Seite	30–60 Sek.

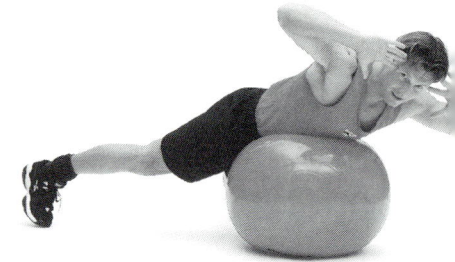

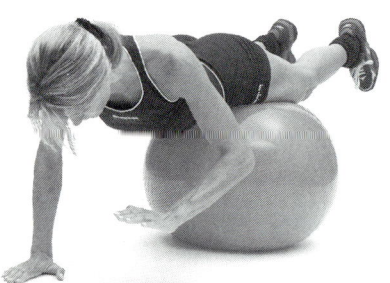

Tippeln
(siehe S. 64)

Wiederholungen	Serien	Pause
15–20 x	1–2 x je Seite	30–60 Sek.

Oberkörper seitlich aufrichten und Ball gegen Wand werfen
(siehe S. 56)

Wiederholungen	Serien	Pause
10–15 x	1–2 x je Seite	30–60 Sek.

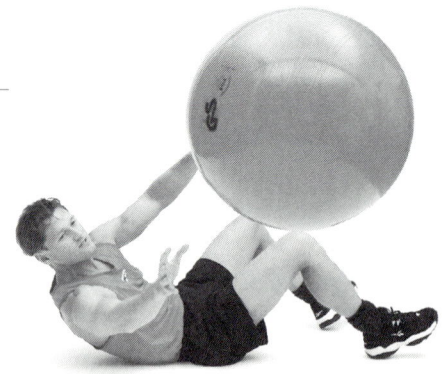

Gehen nach rechts und nach links

(siehe S. 58)

Wiederholungen	Serien	Pause
30–40 Sek.	1–2 x	30–60 Sek.

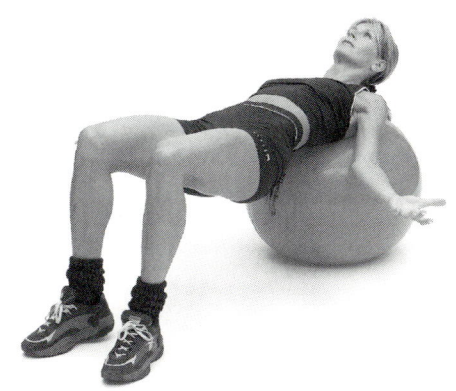

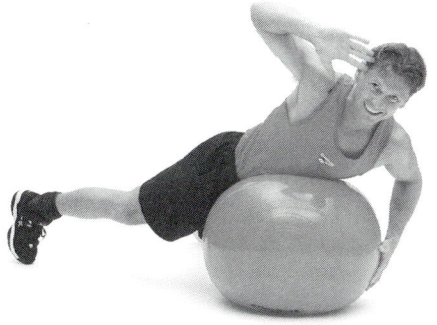

Oberkörper seitlich aufrichten (Hand aufstützen)

(siehe S. 48)

Wiederholungen	Serien	Pause
10–15 x	1–2 x je Seite	30–60 Sek.

Knie etwas anheben

(siehe S. 70)

Wiederholungen	Serien	Pause
20–40 Sek.	1–2 x	30–60 Sek.

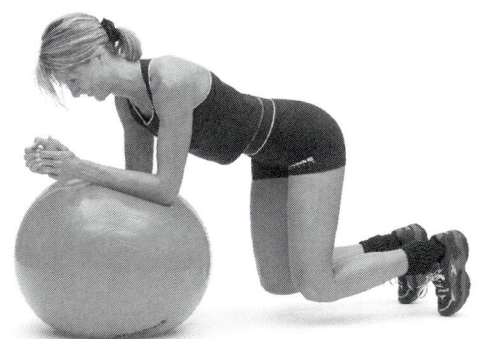

Übungsprogramm Thera-Band (Einsteiger)

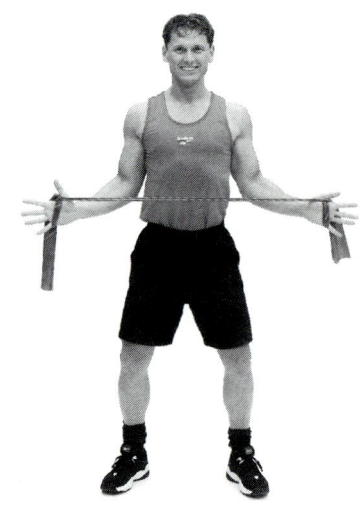

Unterarme nach außen drehen
(siehe S. 76)

Wiederholungen	Serien	Pause
10–15 x	1–2 x	30–60 Sek.

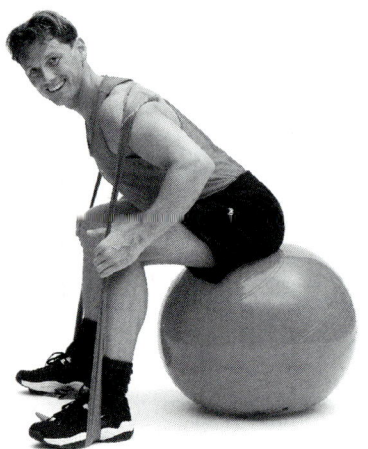

Oberkörper strecken
(siehe S. 86)

Wiederholungen	Serien	Pause
10–15 x	1–2 x	30–60 Sek.

Ellenbogen nach hinten ziehen
(siehe S. 78)

Wiederholungen	Serien	Pause
10–15 x	1–2 x	30–60 Sek.

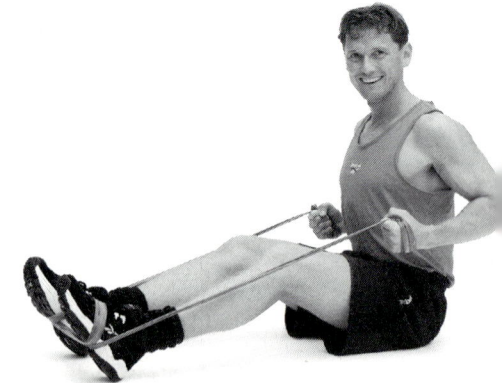

Arme nach unten führen
(siehe S. 90)

Wiederholungen	Serien	Pause
10–15 x	1 x je Seite	30–90 Sek.

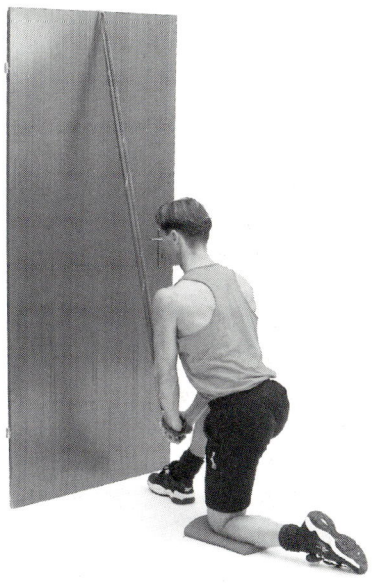

Seitstütz und oberes Bein
abspreizen
(siehe S. 108)

Wiederholungen	Serien	Pause
15–20 Sek.	1–2 x je Seite	30–60 Sek.

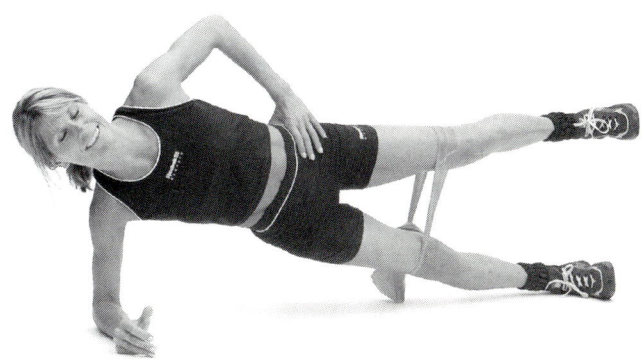

Übungsprogramm Thera-Band (Fortgeschrittene)

Thera-Band aus verschiedenen Richtungen ziehen
(siehe S. 106)

Wiederholungen	Serien	Pause
15–20 x	2 x je Seite	30–60 Sek.

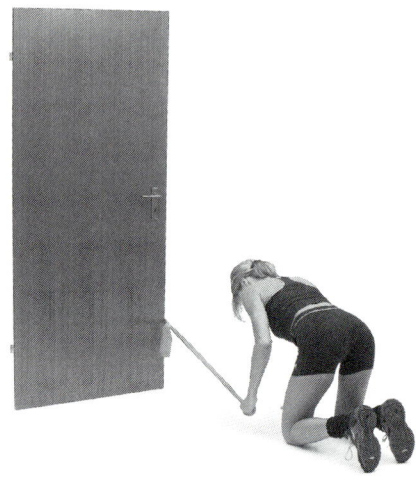

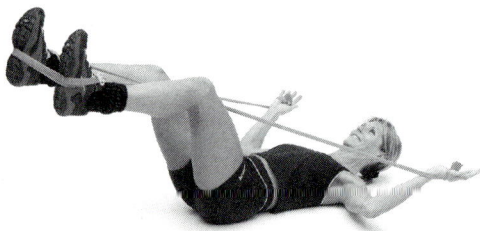

Beine und Arme wegschieben
(siehe S. 102)

Wiederholungen	Serien	Pause
15–20 x	1–2 x	30–60 Sek.

Stabilisieren der aufrechten Haltung
(siehe S. 92)

Wiederholungen	Serien	Pause
15–20 x	1–2 x	30–60 Sek.

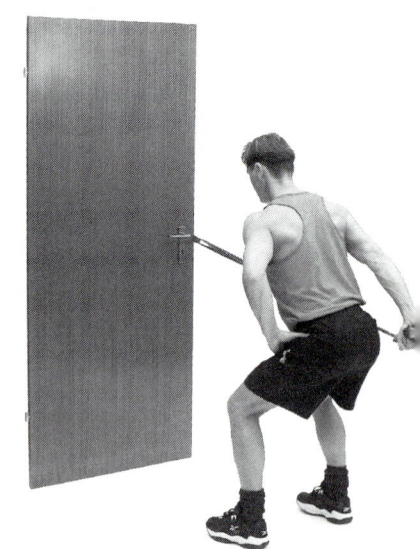

Arme nach hinten führen
(siehe S. 80)

Wiederholungen	Serien	Pause
15–20 x	1–2 x	30–60 Sek.

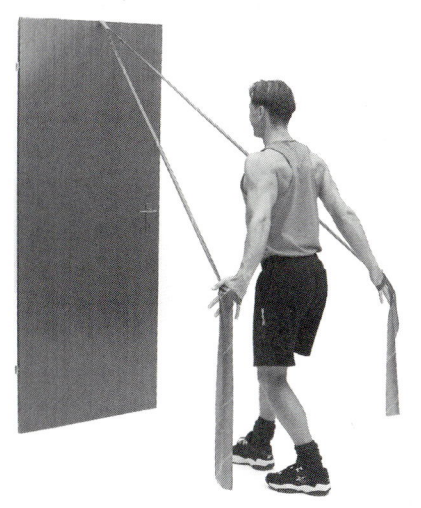

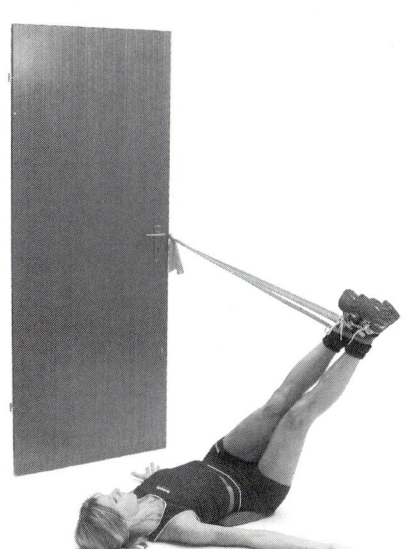

Beine nach außen drehen
(siehe S. 100)

Wiederholungen	Serien	Pause
15–20 x	1–2 x je Seite	30–60 Sek.

Arme nach oben führen (Aufrichtemuskulatur)
(siehe S. 88)

Wiederholungen	Serien	Pause
15–20 x	1–2 x je Seite	30–60 Sek.

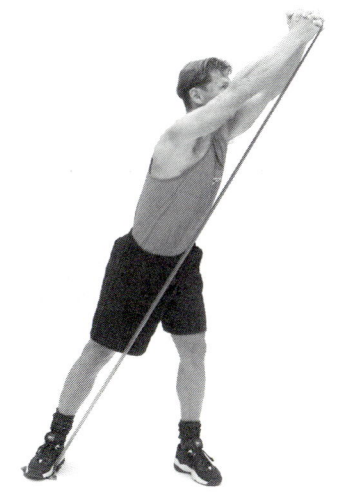

Übungsprogramm Kleinhantel (Einsteiger)

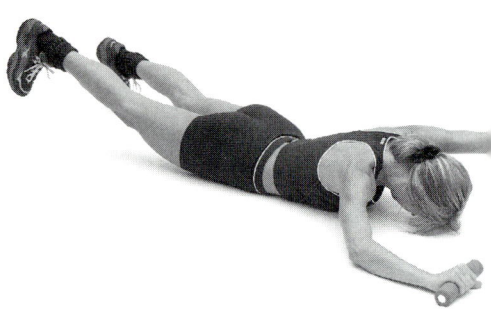

Diagonales Arm- und Beinheben
(siehe S. 112)

Wiederholungen	Serien	Pause
10–15 x jede Seite	1–2 x	30–60 Sek.

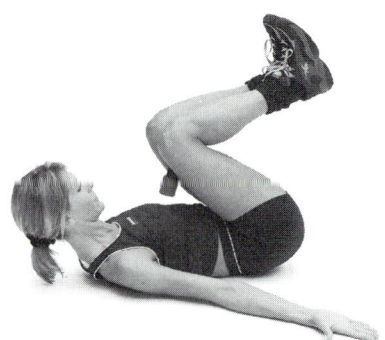

Beine Richtung Brust heran-führen
(siehe S. 126)

Wiederholungen	Serien	Pause
10–15 x	1–2 x	30–60 Sek.

Hantel über dem Kopf und hinter dem Rücken übergeben
(siehe S. 114)

Wiederholungen	Serien	Pause
10–15 x	1–2 x	30–60 Sek.

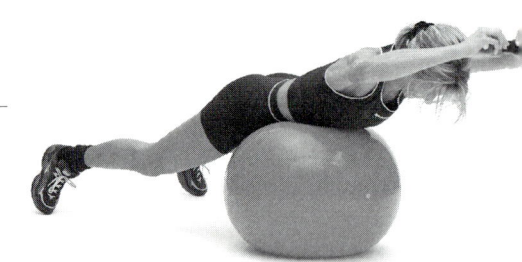

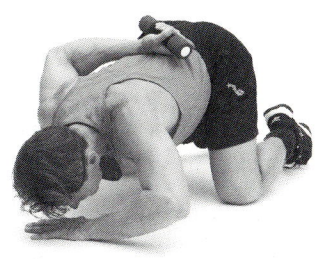

Arm beugen und Nase in Richtung Hand führen
(siehe S. 140)

Wiederholungen	Serien	Pause
10–15 x	1–2 x je Seite	30–60 Sek.

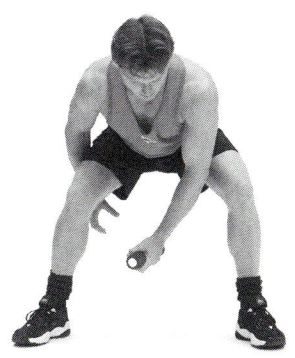

Hantel in Achterkreisen um die Beine bewegen
(siehe S. 138)

Wiederholungen	Serien	Pause
10–15 x	1–2 x je Seite	30–60 Sek.

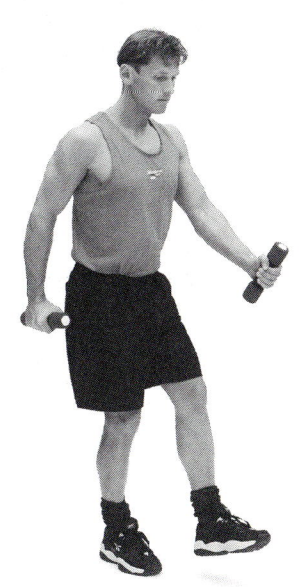

Hanteln neben dem Körper abwechselnd vor und zurück bewegen
(siehe S. 128)

Wiederholungen	Serien	Pause
10–15 x	1–2 x je Seite	30–60 Sek.

Übungsprogramm Kleinhantel (Fortgeschrittene)

Bücken und gleichzeitig Hanteln vor dem Körper nach oben führen
(siehe S. 132)

Wiederholungen	Serien	Pause
15–20 x	1–2 x	30–60 Sek.

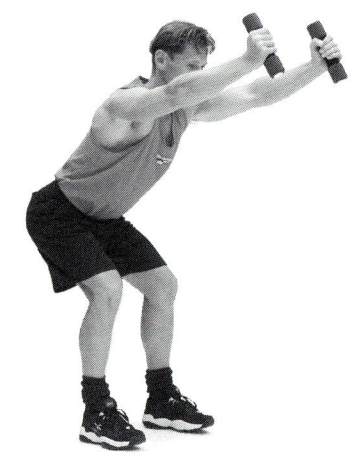

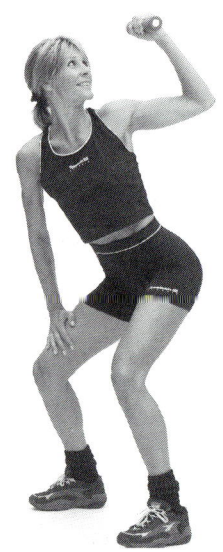

Oberkörper, Schulter und Arm nach außen drehen
(siehe S. 118)

Wiederholungen	Serien	Pause
15–20 x	1–2 x je Seite	30–60 Sek.

Beine nach vorne schieben und Hantel zwischen den Beinen hindurchgeben
(siehe S. 124)

Wiederholungen	Serien	Pause
15–20 x	1–2 x je Seite	30–60 Sek.

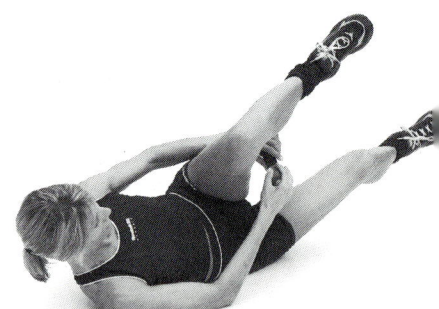

Schulter abwechselnd anheben und absenken

(siehe S. 130)

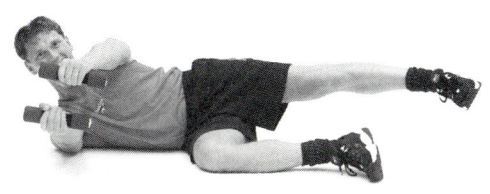

Wiederholungen	Serien	Pause
10–15 x	1–2 x je Seite	30–60 Sek.

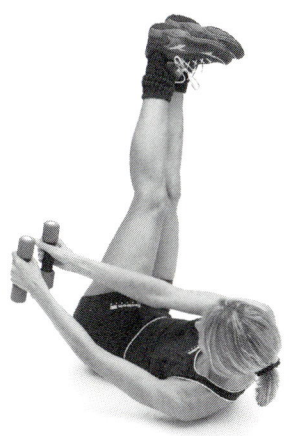

Beine zur Seite neigen und Hanteln nach vorne schieben

(siehe S. 124)

Wiederholungen	Serien	Pause
10–15 x	1–2 x je Seite	30–60 Sek.

Hantel vor dem Rumpf nach rechts und nach links bewegen

(siehe S. 128)

Wiederholungen	Serien	Pause
20–40 Sek.	1–2 x je Arm	30–60 Sek.

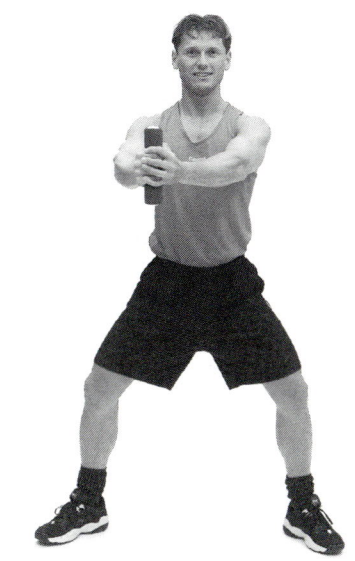

Übungsprogramm Dehnung und Mobilisation

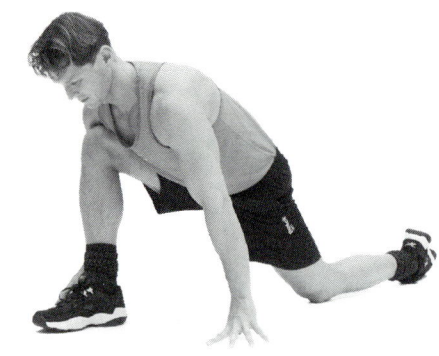

Vordere Hüft- und Oberschenkelmuskulatur
Schieben Sie den Oberkörper und
die Hüfte nach vorne.

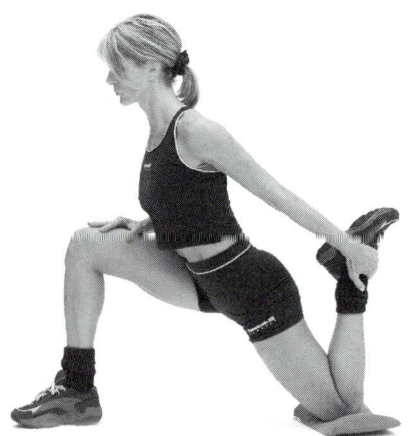

Schieben Sie die Hüfte leicht nach
vorne und führen Sie behutsam
die linke Ferse in Richtung Gesäß.

Hintere Oberschenkelmuskulatur
Strecken Sie behutsam das
gebeugte Bein nach oben.

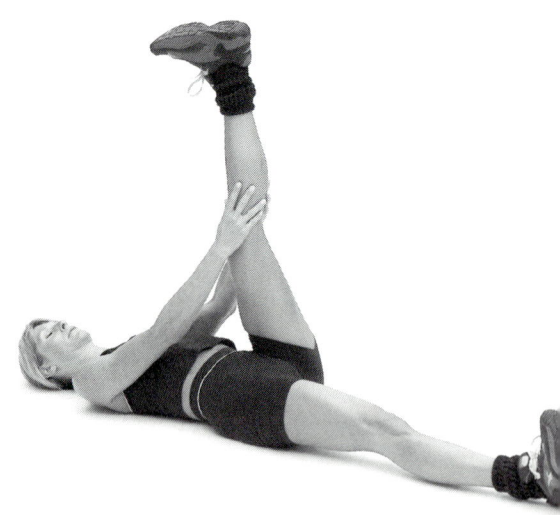

**Innenseite Oberschenkel-
muskulatur**

Bewegen Sie die angewinkelten
Beine nach außen.

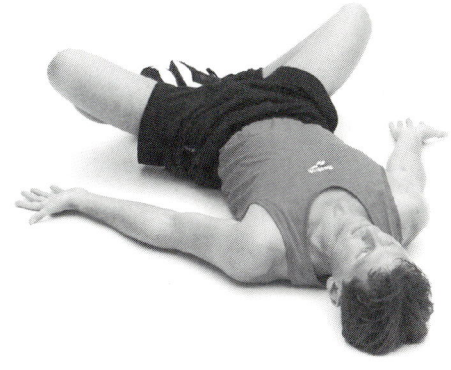

Gesäßmuskulatur

Stellen Sie den rechten Fuß neben
das linke Knie und ziehen Sie das
rechte Knie in Richtung linke
Schulter.

Bauchmuskulatur

Stützen Sie sich auf die Unterarme und schieben Sie das Brustbein nach vorne und oben.
(Bei Facetten-Syndrom auf diese Dehnung verzichten.)

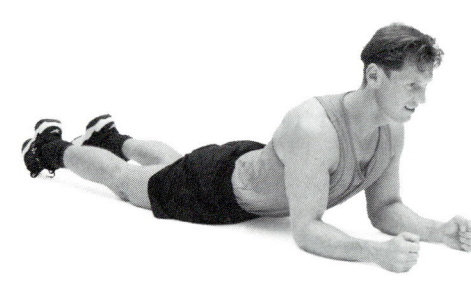

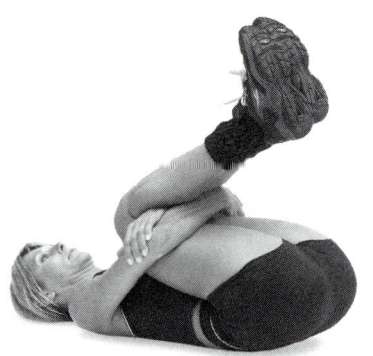

Untere Rückenmuskulatur

Umfassen Sie die Oberschenkel und ziehen Sie die Knie zur Brust.

Brustmuskulatur und seitliche Rumpfmuskulatur (Mobilisation der Wirbelsäule)

Schauen Sie nach rechts, drehen Sie den Oberkörper in dieselbe Richtung und senken Sie behutsam den gestreckten rechten Arm so weit wie möglich auf den Boden.

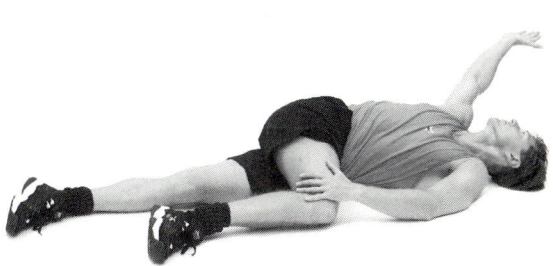

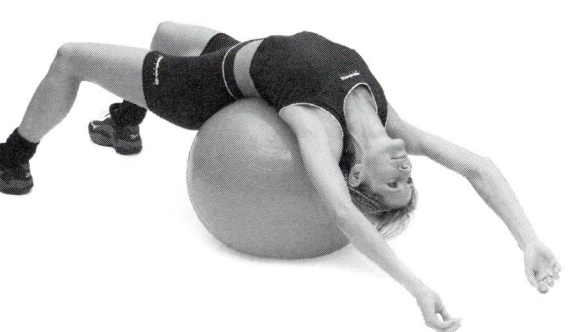

Legen Sie sich rücklings über den Fitnessball. Strecken Sie zusätzlich beide Arme nach hinten.

Rückenmuskulatur

Senken Sie langsam den Oberkörper zwischen Ihre Beine. Legen Sie sich bäuchlings über den Fitnessball.

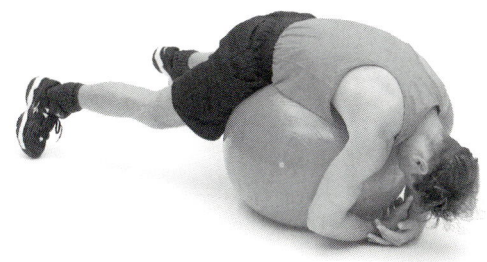

Seitliche Hals-Nacken-Muskulatur

Neigen Sie den Kopf so weit wie möglich zu einer Seite und schieben Sie die andere Schulter nach unten.

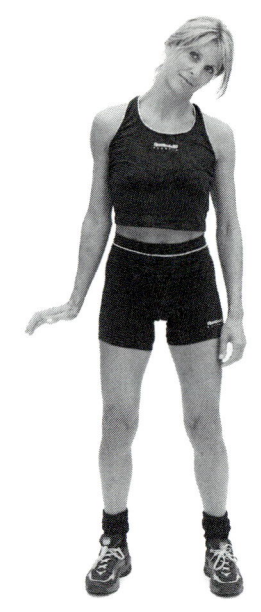

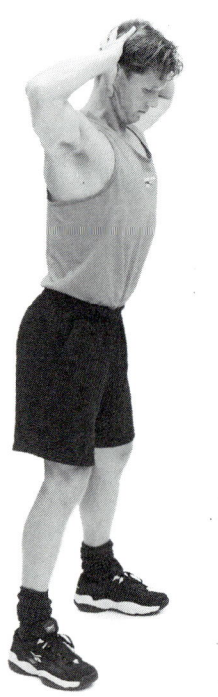

Hintere Hals-Nacken-Muskulatur

Ziehen Sie Ihren Hinterkopf nach vorne und oben.

Mobilisation Brustwirbelsäule

Verschränken Sie die Hände, ziehen Sie das Kinn heran und lassen Sie die Schultern zum Boden sinken.

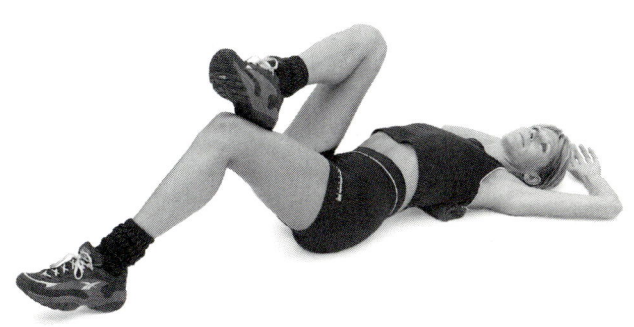

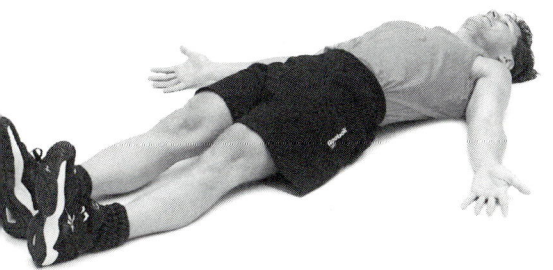

Mobilisation des Beckens (ISG)

Schieben Sie abwechselnd die rechte und linke Beckenseite nach unten.

Übungsschwerpunkte bei vorhandenen Krankheitsbildern

Es ist davon auszugehen, dass Ihre Motivation zum Lesen dieses Buches und zum Trainieren in der Verhinderung oder Reduzierung weiterer Rückenschmerzen liegt.

Ein gezieltes Übungsprogramm kann eine medizinische oder physiotherapeutische Behandlung unterstützen, aber nicht ersetzen. Bevor Sie in diesen Fällen mit dem Training beginnen, sollten Sie die *Ursachen Ihrer Beschwerden* sowie den *Zeitpunkt und die Art der erforderlichen Behandlungs- bzw. Nachsorgemaßnahmen* mit Ihrem Arzt oder Physiotherapeuten abstimmen. Das gilt besonders deshalb, weil die Krankheitsbilder der Wirbelsäule in der Praxis selten in ihrer «klassischen» Ausprägung auftreten und der jeweils individuellen Form der Erkrankung und der Funktionsstörung in jedem Fall Rechnung zu tragen ist.

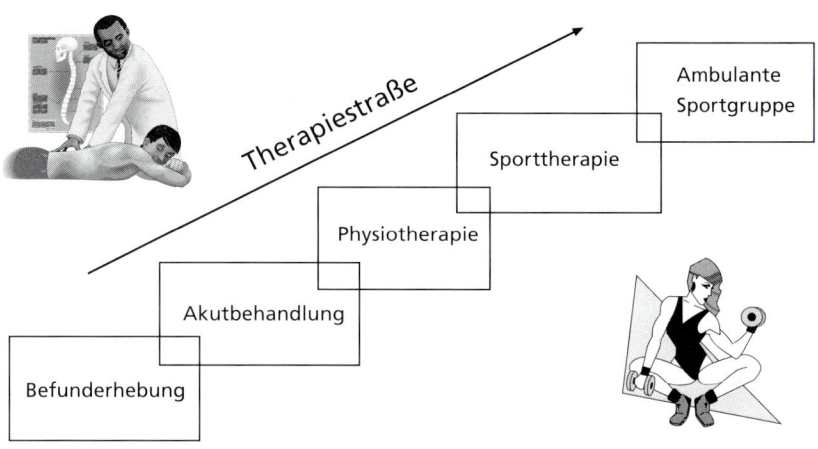

Die Diagnose des Arztes steht am Beginn der «Therapiestraße», da ihr Ergebnis die individuell möglichen und wirksamen therapeutischen und rehabilitativen Maßnahmen bestimmt.

Nachfolgend stellen wir einige Krankheitsbilder, ihre Symptome (Krankheitszeichen) und funktionellen Auswirkungen sowie Vorschläge für entsprechendes Übungsgut dar.[18, 53] Diese Ausführungen sollen Ihnen einen Überblick über den Schwerpunkt möglicher Übungen geben. Sie sind jedoch nicht zur Eigenbehandlung bei akuten Schmerzen gedacht. *Üben Sie bei akuten Schmerzen nicht selbsttätig!*

Die Übungen des Buches sollen Ihnen Hilfestellungen für ein effektives Heimtraining geben, das besonders der Sicherung eines Behandlungsergebnisses dienen kann. Lassen Sie sich hierzu von Ihrem Arzt, Physio- oder Sporttherapeuten aus den Übungen des Buchs ein speziell auf Ihr Krankheitsbild zugeschnittenes Trainingsprogramm zusammenstellen.

Funktionelle Schmerzsyndrome der Wirbelsäule

«Hexenschuss», «Ischias», «Verheben», «leichter chronischer Rückenschmerz», «gemeiner Rückenschmerz»

Krankheitsbild

- Bewegungsstörungen der Wirbelsäulensegmente bzw. -gelenke (so genannte Wirbelblockierung),
- veränderte Aktivität und Fehlkoordination der Muskulatur.

Symptomatik und funktionelle Auswirkungen

- Bewegungseinschränkung (Hypomobilität), Blockierung der betroffenen Segmente, ggf. lokale Überbeweglichkeit (Hypermobilität) angrenzender Bereiche,
- Verspannungen, Muskelhartspann oder spezielle punktuelle Schmerzen,
- scheinbar segmentbezogene Ausstrahlung (Pseudoradikulärsyndrom: es liegt keine die Nervenwurzel bedrängende Ursache zugrunde).

Schwerpunkt der Übungen

- Beschwerde- und Schmerzlinderung im Bereich der Wirbelsäule (z.B. Entspannungstraining),
- Entspannung (Detonisierung) und Lockerung der verspannten Rumpf- und Nackenmuskulatur,
- Mobilisation der hypomobilen Gelenke, Verbesserung der segmentalen und globalen Wirbelsäulenbeweglichkeit,

- Ausgleich muskulärer Ungleichgewichte (Dysbalancen) durch Dehnung der verkürzten und Kräftigung der abgeschwächten Muskulatur,
- Koordinationstraining, Ausdauertraining,
- Vermittlung eines ökonomischen Bewegungsverhaltens unter verbesserter Haltungskontrolle in einer Rückenschule.

Bemerkungen

- Wichtig ist die Klärung der Ursachen (Diagnose)!

Erkrankungen bei Abnutzung der Wirbelsäule

«Verschleiß», «Arthrose»

Krankheitsbild

- Durch Abnutzung kommt es zur physiologischen Alterung (u. a. zu einem Höhenverlust der Bandscheibe).
- Die Stabilität der Wirbelsäule wird vermindert, die umgebenden Bänder und kleinen Wirbelgelenke werden überlastet; Entzündungen und vermehrter Verschleiß an den Bändern, Wirbelkörpern und Wirbelgelenken können folgen.
- Als Gegenreaktion bildet der Körper an den Wirbelkörpern neues Knochengewebe und versucht so, die Wirbelsäule wieder zu stabilisieren (Spondylose, Spondylarthrose); dies kann schließlich zur Versteifung der Wirbelsäule (Ankylose) führen. Die Wirbelsäule ist dann in dem betroffenen Bereich unbeweglich, aber zumeist auch schmerzfrei.

Symptomatik und funktionelle Auswirkungen

- Beweglichkeitseinschränkung (besonders Drehen, Beugen),
- schmerzhafte Verspannung der Rückenmuskulatur (reflektorisch) oft schon nach «geringer» Anstrengung (z. B. leichte Gartenarbeit),
- dumpfe, schwer lokalisierbare Rückenschmerzen (Kapselschmerz),
- schnelle Ermüdung der Rückenmuskulatur (Belastungsschmerz),
- öfters «Hexenschuss», Ischiasbeschwerden.

Schwerpunkt der Übungen

- Entspannung der verspannten Rückenmuskulatur,
- muskuläre Kompensation der Instabilität durch stabilisierende Übungen,
- allgemeine muskuläre Kräftigung,

- Dehnungsübungen,
- Koordinationstraining,
- Rückenschule – Haltungsschulung.

Bemerkungen

- Keine starken axialen Stoßbelastungen,
- keine Hohlkreuz- und Rotationsbelastungen,
- zusätzlich ist oft lokale Wärme (Wärmflasche, Rotlicht, Salbe) hilfreich.

Bandscheibenvorwölbung oder -vorfall

Krankheitsbild

- Vorwölbung des Bandscheibengewebes in Richtung Wirbelsäulenkanal oder Nervenwurzeln,
- Heraustreten des Bandscheibenkerns aus dem Faserring und möglicher Verbleib im Wirbelsäulenkanal bei Abschnürung (Sequester).

Symptomatik und funktionelle Auswirkungen

- Akute Schmerzen im Gebiet des geschädigten Segments, mögliche Ausstrahlung über den Ischiasnerv in Gesäß, Unterbauch, Beine und Füße in Ruhe und bei Belastung,
- Schmerzzunahme beim Pressen, Niesen und Husten,
- schmerzbedingte Bewegungseinschränkungen,
- Schonhaltung (Oberkörper zur Gegenseite des Vorfalls),
- muskuläre Verspannung der Rückenmuskulatur (Hartspann),
- sensible und motorische Ausfallerscheinungen (Kribbeln, Pelzigkeit, Taubheit, Lähmungserscheinungen, Reflexabschwächung) in dem von der Nervenwurzel versorgten Gebiet,
- evtl. Blasen- und Mastdarmstörungen.

Schwerpunkt der Übungen

Ziele: Verbesserung der Muskelkraft und -ausdauer, Erreichen einer physiologischen Beweglichkeit.
- Dehnung der verspannten Muskulatur (es darf kein Schmerzgefühl auftreten),
- muskuläre Stabilisation der betroffenen Segmente,
- Kräftigung der Schulter- und oberen Rückenmuskulatur,

- Bauchmuskeltraining,
- Training muskulärer Defizite der den Rücken entlastenden Muskulatur (z. B. Beinmuskulatur),
- Haltungskoordination (Propriozeption, Verbesserung der Balance),
- Kraftausdauertraining der Haltemuskulatur,
- Körperwahrnehmung und Entspannungstraining,
- Rückenschule – Üben von rückenfreundlichem Alltagsverhalten.

Bemerkungen

- Wichtig: Schmerzfreiheit während und nach dem Üben (bei Schmerzen einen Arzt aufsuchen),
- keine abrupten Flexions-, Extensions- und Rotationsbewegungen,
- Vorsicht bei Stauchbelastungen durch Sprünge und Hüpfen (Belastungsspitzen),
- keine Pressatmung.

Spondylolyse, Spondylolisthesis

Krankheitsbild

- Spondylolyse: Ablösung des Wirbelbogens vom Wirbelkörper (ein- oder zweiseitig);
- Spondylolisthesis: Abgleiten eines Wirbelkörpers nach vorne (meist im Bereich L4/5, L5/S1).

Symptomatik und funktionelle Auswirkungen

- Kreuzschmerzen,
- Schmerzen bei und nach Belastung im Lendenwirbelsäulenbereich,
- (pseudoradikuläre) Schmerzausstrahlung in Gesäß und Bein, evtl. auch Taubheitsgefühl,
- muskulärer Hartspann,
- muskuläre Dysbalancen (Abschwächung der Bauch- und Gesäßmuskulatur, Verkürzung der unteren Rückenstrecker und Hüftbeuger),
- vermehrte Beckenkippung nach vorne.

Schwerpunkt der Übungen

Ziel: Stabilisation der überbeweglichen (hypermobilen) Wirbelsäulenbereiche.

- Entspannung der Rückenmuskulatur, besonders im Lendenwirbelsäulenbereich,
- Stabilisation der Lendenwirbelsäule in physiologischer Stellung,
- Kräftigung der Rückenmuskulatur,
- Kräftigung der Bauch- und Gesäßmuskulatur,
- Dehnung der Hüftbeugemuskulatur,
- Haltungskoordination (Schulung der Tiefensensibilität, Verbesserung der Balance),
- Beckenaufrichtung (Beckenkippung nach hinten),
- körperaufrichtende Übungen,
- Rückenschule – Üben rückenfreundlichen Alltagsverhaltens.

Bemerkungen

- Keine übermäßigen Drehbewegungen (Rotationen),
- keine Überstreckungen (Hyperlordosierungen),
- Vorsicht bei Stauchbelastungen (Sprünge),
- kein schweres Heben und Tragen von Lasten,
- Beratung beim Sport- und Bewegungstherapeuten.

Skoliose

Krankheitsbild

- Seitliche Verbiegung der Wirbelsäule mit gleichzeitiger Verdrehung (Ursache in 90 Prozent der Fälle ungeklärt),
- funktionelle Seitverbiegungen (skoliotische Fehlhaltungen), z. B. bei unterschiedlicher Beinlänge, können durch Gymnastik/Training und orthopädische Hilfsmittel ausgeglichen werden,
- strukturelle Skoliosen (z. B. bei Fehlbildung der Wirbelkörper) sind nicht reversibel.

Symptomatik und funktionelle Auswirkungen

- Überlastungsschmerzen,
- deutliche Fehlstatik (Asymmetrie der Wirbelsäule: klein- oder großbogige C-, S-, Doppel-S-förmige Abweichung),
- muskuläre Dysbalancen (Muskulatur auf der konkaven Seite ist verkürzt und abgeschwächt, Muskulatur auf der konvexen Seite ist gedehnt und abgeschwächt),

- Rippenbuckel und Lendenwulst,
- evtl. Beckenschiefstand,
- ggf. Einschränkung der Atemtätigkeit,
- verändertes Gangbild.

Schwerpunkt der Übungen

Ziele: Ausgleich der seitlichen Abweichung und Torsion, Training von Muskelkraft und Muskelausdauer, besonders der Rumpfmuskulatur.
- Entspannung und Dehnung der konkaven, verkürzten Seite,
- Kräftigung der konvexen, überdehnten Seite,
- Bauchmuskeltraining,
- Rückenmuskeltraining,
- Atemübungen.

Bemerkungen

- Kein asymmetrisches Trainieren in Fehlhaltung,
- keine Stauchbelastungen in der vertikalen Ebene (Sprünge),
- keine Beugebewegungen (vor allem bei Skoliose im Brustwirbelsäulenbereich),
- Training im Studio an Geräten, die auf den Körperseiten unterschiedliche Trainingsimpulse ermöglichen, z. B. am Seilzug (auf exakte Sitzposition achten),
- Sportberatung (Vermeidung einseitiger Sportarten wie Squash, Tennis; Walking und Aquajogging anstelle von Jogging).

Morbus Scheuermann

Krankheitsbild

- Wachstumsstörungen an Grund- und Deckplatten der Wirbelkörper von Brust- und Lendenwirbelsäule, die eine keilförmige Deformation des Wirbelkörpers hervorrufen,
- die Folge ist ein meist im Brustwirbelsäulenbereich gelegener Rundrücken (Kyphose),
- mit Wachstumsende ist die Erkrankung abgeschlossen.

Symptomatik und funktionelle Auswirkungen

- Rundrücken bzw. Hohlrundrücken (Kyphose der Brustwirbelsäule),
- muskulärer Hartspann,
- Überlastungsbeschwerden.

Schwerpunkt der Übungen

Ziele: Mobilisation der Wirbelsäule in Streckung und Stabilisation in Korrekturstellung.
- Kräftigung von Schulterblatt- und oberer Rückenmuskulatur zur Aufrichtung im Brustwirbelsäulenbereich,
- Dehnung der verkürzten Muskelgruppen (vor allem der Brustmuskulatur),
- Kräftigung evtl. geschwächter Muskulatur in der Lenden-Becken-Hüft-Region (Gesäßmuskulatur),
- Haltungskoordination (Schulung der Tiefensensibilität, Verbesserung der Balance), Atemübungen.

Bemerkungen

- Keine Flexionsbewegungen (kyphosierende Übungen),
- keine stauchenden Belastungen,
- entsprechende Ernährung.

Morbus Bechterew (Spondylitis ankylolans)

Krankheitsbild

- Entzündliche Erkrankung der Wirbelsäule mit zunehmender Bildung von Knochenbrücken und zunehmender Versteifung, Beginn der überwiegenden Zahl der Fälle zwischen dem 18. und 30. Lebensjahr,
- häufig entwickeln sich durch Entzündungen verursachte Schmerzen in den kleinen und großen Gelenken,
- im Röntgenbild zeigt sich die Form eines verbogenen Bambusstabs,
- akutes Auftreten schubweiser Entzündungsprozesse.

Symptomatik und funktionelle Auswirkungen

- Schmerzen im unteren Rücken, Brustbein und evtl. im Steißbein,
- Schmerzen in Ruhe (nächtlicher Kreuzschmerz, besonders in den frühen Morgenstunden) sowie beim Husten, Niesen oder Pressen,

- schmerzhafte Ausstrahlung in das Gesäß und in den Oberschenkel (ischialgiforme Schmerzen), Beschwerden im Bereich der Kreuz-Darmbein-Gelenke (Iliosakralgelenke),
- Rundrücken (Kyphose der Brustwirbelsäule),
- funktionelle Wirbelsäulenversteifung, Abflachung der Lendenlordose,
- Kompensationsmechanismen: Schultern und Kopf werden nach vorne geschoben (übermäßige Lordosierung der Halswirbelsäule), Flexion von Hüft-, Knie- und Sprunggelenk,
- Abnahme der Atembreite.

Schwerpunkt der Übungen

Ziele: Erhalt und Verbesserung der Beweglichkeit der Wirbelsäule, Stabilisation der Wirbelsäule und der großen Gelenke.
- Kräftigung der Rückenmuskulatur, vor allem im Brustwirbelsäulenbereich (Hyperextension), in Schulterblattmuskulatur, unterer Bauchmuskulatur, Gesäßmuskulatur, Schulteraußenrotatoren und Halsbeugern,
- Dehnung der Brustmuskulatur, Beinrückseite, Nackenmuskulatur, Rückenmuskulatur im Lendenwirbelsäulenbereich,
- Koordinationsübungen: axiale Belastung der Wirbelsäule,
- Mobilisation,
- Atemgymnastik,
- Verbesserung der Ausdauer.

Bemerkungen

- Keine Flexionsbewegungen (kyphosierende Übungen),
- keine stauchenden Belastungen,
- keine aktive Therapie im akut entzündlichen Schub (in chronischer Phase jedoch belastbar).

Gefügelockerung/Segmentlockerung (Hypermobilität)

Krankheitsbild

- Lockerung von Bewegungssegmenten, verursacht durch Funktionsausfall benachbarter Segmente infolge von Bandscheibendegeneration oder in Abständen wiederkehrender (rezidivierender) Blockierung,

- Funktionsstörung im Sinne einer segmentalen Überbeweglichkeit, überwiegend in der Lendenwirbelsäule.

Symptomatik und funktionelle Auswirkungen

- Lokalschmerzen, mit oder ohne Ausstrahlung,
- Nachtschmerz bzw. früher Morgenschmerz,
- Nachlassen der Schmerzen bei Bewegung,
- Überbeweglichkeit im betroffenen Segment, Schutzblockierung im benachbarten Gelenk,
- Belastung der kleinen Wirbelgelenke,
- allgemeine Funktionsbeeinträchtigung bzw. Bewegungseinschränkung.

Schwerpunkt der Übungen

- Haltungsaufbau,
- Training der Körperwahrnehmung (Propriorezeption) mit Ganzkörperspannung.

Bemerkungen

- Keine extremen Gelenkendstellungen (Hyperflexion und -extension),
- Vorsicht beim Training mit Gewichten (Übungen sehr langsam durchführen),
- effektiv: Training an Geräten mit langsamem Aufbau der Trainingsgewichte.

Anhang

Der Muskelapparat

Name (lat.)	Bild*	Funktion
Kopfwender (M. sternocleidomastoideus)	X	Kopf seitlich neigen, Kopf zur Gegenseite drehen, Kopf halten
Schultergürtelmuskulatur		
Kapuzenmuskel (M. trapezius)	X	Kopf zur Gegenseite drehen, Schulter heben
		Schulter zur WS ziehen
		Schulter senken, Schulterblatt drehen
Schulterblattheber (M. levator scapulae)		Schulterblatt heben
Großer und kleiner Rautenmuskel (Mm. rhomboidei)		Schulterblatt heben und heranziehen sowie am Rumpf fixieren
Vorderer Sägemuskel (M. serratus anterior)	X	Schulterblatt nach vorne ziehen und am Rumpf stabilisieren, Arm über Horizontale heben
Kleiner Brustmuskel (M. pectoralis minor)		Schulterblatt nach vorne unten ziehen, Schultergürtel senken
Schultergelenkmuskulatur		
Großer Brustmuskel (M. pectoralis major)	X	Arm heranziehen, Arm einwärts drehen, Arm nach vorne bringen

* Mit X gekennzeichnete Muskeln in der Tabelle sind in den Abbildungen des Muskelapparates (Seiten 188/189) enthalten.

Deltamuskel (M. deltoideus)	X	Arm heben, ein- und auswärts drehen, an allen Bewegungen im Schultergelenk beteiligt
Breiter Rückenmuskel (M. latissimus dorsi)	X	Arm senken, einwärts drehen und nach hinten führen
Großer Rundmuskel (M. teres major)	X	Arm heranziehen, einwärts drehen und nach hinten führen
Kleiner Rundmuskel (M. teres minor)		Arm heranziehen und auswärts drehen
Untergrätenmuskel (M. infraspinatus)	X	Arm auswärts drehen, Arm abspreizen und heranziehen
Obergrätenmuskel (M. suprapinatus)		Arm nach vorne und außen heben, Stabilisation Schultergelenk
Ellbogenmuskulatur		
Zweiköpfiger Armmuskel (M. biceps brachii)	X	Ellbogen beugen, Unterarm auswärts drehen, Arm vorwärts heben
Armbeuger (M. brachialis)	X	Ellbogen beugen
Oberarmspeichenmuskel (M. brachioradialis)		Ellbogen beugen, Unterarm drehen
Dreiköpfiger Armmuskel (M. triceps brachii)	X	Ellbogen strecken, Arm heranziehen und rückwärts heben
Runder Einwärtsdreher (M. pronator teres)		Unterarm einwärts drehen, Ellbogen beugen
Auswärtsdreher (M. supinator)		Unterarm auswärts drehen
Handgelenkmuskulatur		
Radialer Handbeuger (M. flexor carpi radialis)	X	Unterarm einwärts drehen, Handgelenk beugen und zur Speiche hin abwinkeln
Ulnarer Handbeuger (M. flexor carpi ulnaris)	X	Handgelenk beugen und zur Elle hin abwinkeln
Langer und kurzer radialer Handstrecker (M. extensor carpi radialis longus et brevis)	X	Handgelenk strecken, zur Speiche hin abspreizen

Ulnarer Handstrecker (M. extensor carpi ulnaris)	X	Handgelenk strecken, zur Elle hin abwinkeln
Langer Hohlhandmuskel (M. palmaris longus)	X	Handgelenk beugen
Fingerbeuger (M. flexor digitorum superficialis)		Finger und Ellbogen beugen, Handgelenk beugen und zur Elle hin abwinkeln
Fingerstrecker (M. extensor digitorum)		Finger strecken, Handgelenk strecken
Rumpfmuskulatur		
Gerader Bauchmuskel (M. rectus abdominis)	X	Rumpf nach vorne neigen bzw. Becken anheben
Äußerer schräger Bauchmuskel (M. obliquus externus abdominis)	X	Rumpf vorwärts und seitwärts beugen, zur Gegenseite drehen
Innerer schräger Bauchmuskel (M. obliquus internus abdominis)		Rumpf vorwärts beugen sowie zur gleichen Seite beugen und drehen
Querer Bauchmuskel (M. obliquus transversus abdominis)		Bauchraum einengen – Bauchpresse
Viereckiger Lendenmuskel (M. quadratus lumborum)		Rumpf seitwärts neigen, Lendenlordose sichern
Rückenstrecker (M. erector spinae) Medialer Strang: kurze und mittellange Muskeln (u. a. M. spinalis)		Medialer Strang: Wirbelsäule strecken, seitwärts neigen und drehen, haben wichtige statische Funktion
Lateraler Strang: lange Muskeln (u. a. M. longissimus, M. iliocostalis)		Lateraler Strang: ebenso alle Bewegungen der WS bis auf Beugung, haben eher dynamische Funktion
Hüftmuskeln		
Lenden-Darmbeinmuskel (M. iliopsoas)		Hüfte beugen, Lendenwirbelsäule beugen, Bein auswärts drehen
Großer Gesäßmuskel (M. glutaeus maximus)	X	Hüfte strecken, Bein auswärts drehen, Bein teils abspreizen, teils anziehen
Mittlerer und kleiner Gesäßmuskel (M. glutaeus medius et minimus)	X	Bein abspreizen bzw. Becken seitwärts neigen, Bein teils nach innen, teils nach außen drehen

Schenkelbindenspanner (M. tensor fasciae latae)	X	Hüfte beugen, Bein abspreizen, Stabilisierung Kniegelenkstreckung

Oberschenkelmuskeln

Kammmuskel (M. pectineus)	X	Bein heranführen und auswärts drehen, Hüfte beugen
Langer Schenkelanzieher (M. adductor longus)	X	Bein heranführen und auswärts drehen, Hüfte beugen
Schlanker Muskel (M. gracilis)		Bein heranführen und einwärts drehen, Knie beugen

Kniegelenkmuskulatur

Vierköpfiger Schenkelmuskel (M. quadriceps femoris)	X	Knie strecken, Hüfte beugen, statische Sicherung der Kniegelenke
Schneidermuskel (M. sartorius)	X	Hüfte beugen, Bein auswärts drehen, Knie beugen, Unterschenkel einwärts drehen
Zweiköpfiger Schenkelmuskel (M. biceps femoris)	X	Hüfte strecken und Oberschenkel heranziehen, Knie beugen und Unterschenkel auswärts drehen
Halbsehnenmuskel (M. semitendinosus)	X	Hüfte strecken und Oberschenkel heranziehen, Knie beugen und Unterschenkel einwärts drehen
Plattsehnenmuskel (M. semimembranosus)	X	Wie Halbsehnenmuskel

Muskeln des Unterschenkels

Vorderer Schienbeinmuskel (M. tibialis anterior)	X	Fuß hochheben, Fußinnen- oder -außenrand heben
Zwillingswadenmuskel (M. gastrocnemius)	X	Knie beugen, Fuß strecken, Stabilisierung
Schollenmuskel (M. soleus)	X	Fuß strecken
Langer Wadenbeinmuskel (M. peronaeus longus)	X	Fuß strecken, Fußaußenrand heben

Oberflächliche Skelettmuskulatur (von vorn)

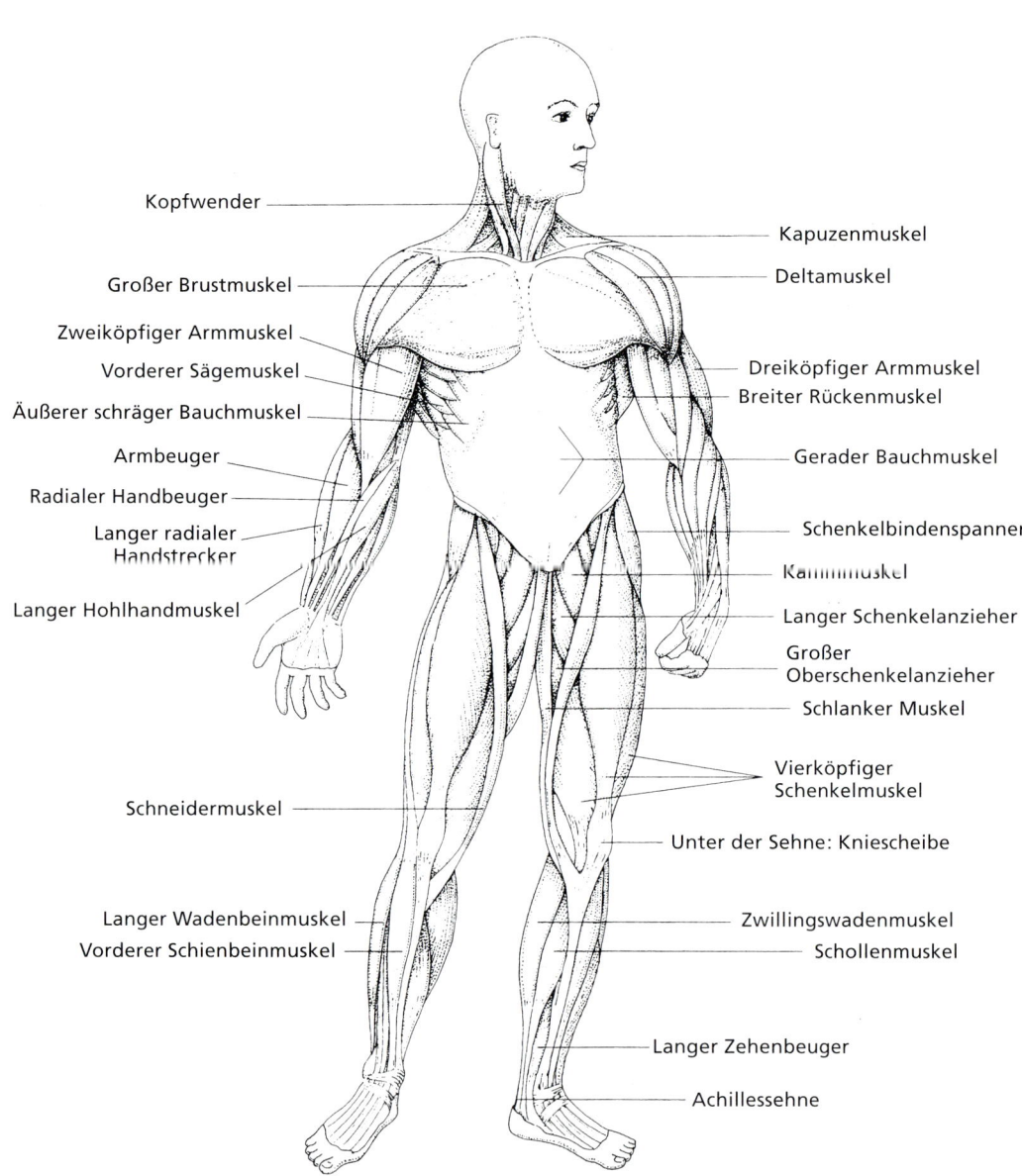

Kopfwender

Großer Brustmuskel

Zweiköpfiger Armmuskel

Vorderer Sägemuskel

Äußerer schräger Bauchmuskel

Armbeuger

Radialer Handbeuger

Langer radialer Handstrecker

Langer Hohlhandmuskel

Schneidermuskel

Langer Wadenbeinmuskel

Vorderer Schienbeinmuskel

Kapuzenmuskel

Deltamuskel

Dreiköpfiger Armmuskel

Breiter Rückenmuskel

Gerader Bauchmuskel

Schenkelbindenspanner

Kammmuskel

Langer Schenkelanzieher

Großer Oberschenkelanzieher

Schlanker Muskel

Vierköpfiger Schenkelmuskel

Unter der Sehne: Kniescheibe

Zwillingswadenmuskel

Schollenmuskel

Langer Zehenbeuger

Achillessehne

Oberflächliche Skelettmuskulatur (von hinten)

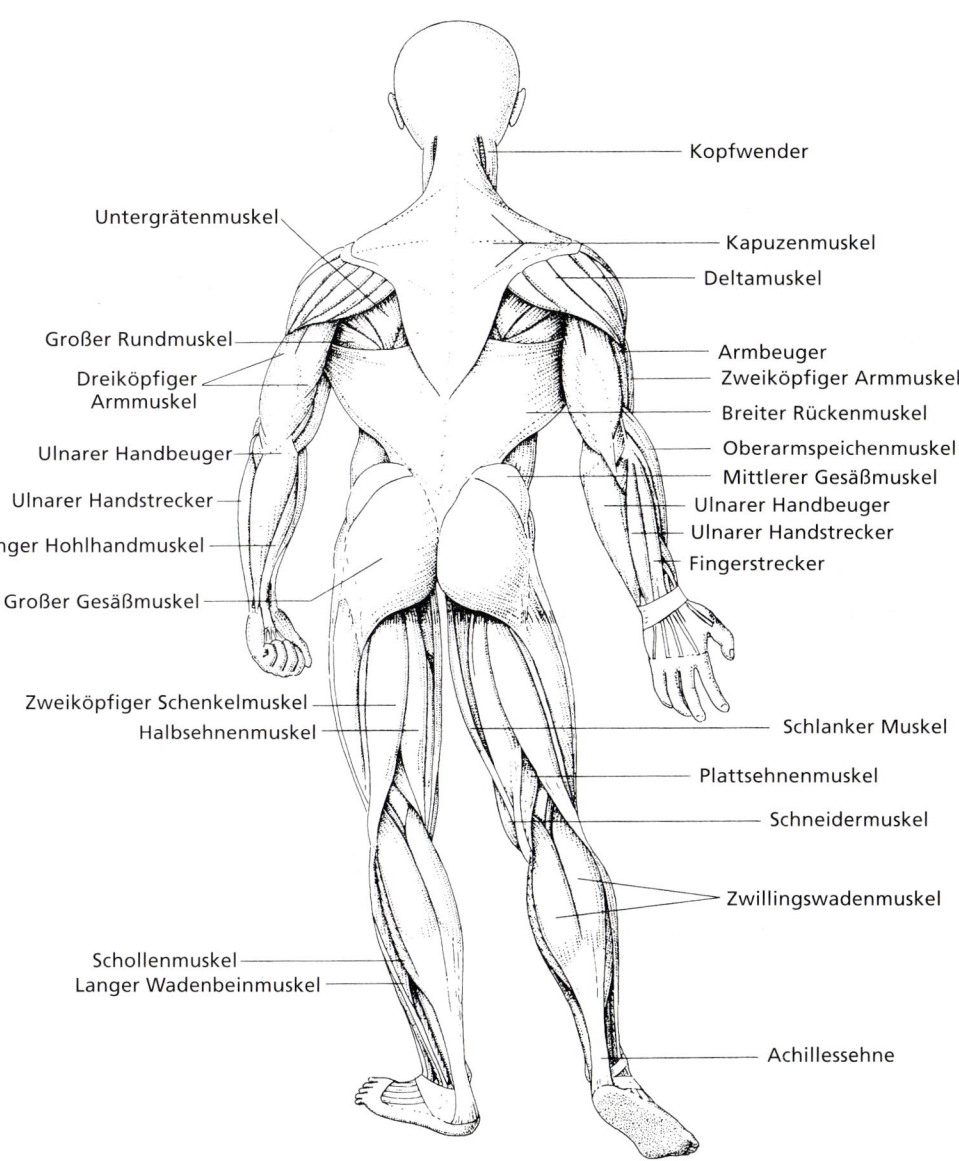

Kopfwender

Untergrätenmuskel

Kapuzenmuskel

Deltamuskel

Großer Rundmuskel

Armbeuger

Dreiköpfiger
Armmuskel

Zweiköpfiger Armmuskel

Breiter Rückenmuskel

Ulnarer Handbeuger

Oberarmspeichenmuskel

Ulnarer Handstrecker

Mittlerer Gesäßmuskel

Langer Hohlhandmuskel

Ulnarer Handbeuger

Ulnarer Handstrecker

Großer Gesäßmuskel

Fingerstrecker

Zweiköpfiger Schenkelmuskel

Halbsehnenmuskel

Schlanker Muskel

Plattsehnenmuskel

Schneidermuskel

Zwillingswadenmuskel

Schollenmuskel
Langer Wadenbeinmuskel

Achillessehne

(aus: Mensch, Körper, Krankheit: Anatomie, Physiologie, Krankheitsbilder – Lehrbuch und Atlas für die Berufe im Gesundheitswesen, hg. von Arne Schäffler und Sabine Schmidt, Jungjohann Verlag 1994)

189

Literaturverzeichnis

1 Boeckh-Behrens, W.-U., Buskies, W.: Gesundheitsorientiertes Fitnesstraining. Bd. 1. Winsen 1995

2 Bös, K., Multerer, A.: Allgemeine Fitnessprogramme. In: DTB (Hg.). Das Fitness-Handbuch des Deutschen Turnerbundes. Bd. 1. Frankfurt 1991

3 Bös, K., Multerer, A.: Fitness testen und trainieren. Der Trainingsbegleiter. Oberhaching 1988

4 Brenke, H., Nowak, U., Uelze, T., Weber, J.: Rehabilitation bandscheibenoperierter Patienten in der Krankengymnastik und Sporttherapie. In: Die Säule 2/1997, 22–26

5 Brügger, A.: Die Erkrankungen des Bewegungsapparates und seines Nervensystems. Stuttgart 1980

6 Denner, A.: Muskuläre Profile der Wirbelsäule. Bd. 2. Köln 1995

7 Einsingbach, T., Klümper, A., Biedermann, L.: Sportphysiotherapie und Rehabilitation. Stuttgart 1988

8 Einsingbach, T.: Muskuläres Aufbautraining in der Krankengymnastik und Rehabilitation. München 1990

9 Freiwald, J., Engelhardt, M., Gnewuch, A.: Dehnen – Möglichkeiten und Grenzen. In: Therapeutische Umschau 4/1998, 267–272

10 Fritz, C., Kieser, G.: Rückenprobleme – Ursache und Wirkung. Sonderdruck. In: Physiotherapeut 12/90

11 Froböse, I., Nellessen, G.: Training in der Therapie. Wiesbaden 1998

12 Fukunaga, T.: Die absolute Muskelkraft und das Muskelkrafttraining. In: Sportarzt und Sportmedizin, 1976,11, 255–262

13 Geiger, U., Schmid, C.: Muskeltraining mit dem Thera-Band. München 1997

14 Gutenbrunner, C.: Muskeltraining und Muskelüberlastung. Dokumentation Arbeitswissenschaft. Bd. 22. Köln 1990

15 Hamacher, D., Ziegler, J.: Anforderungen an ein Fitnessstudio zur Weiterbetreuung von Wirbelsäulenpatienten nach stationärer Heilmaßnahme. In: Binkowski, H., Huber, G.: Die Wirbelsäule, ausgewählte sporttherapeutische Aspekte. Köln, 1990, 67–81

16 Hartmann, J., Tünnemann, H.: Krafttraining für jedermann. Berlin 1984

17 Hollmann, W., Hettinger, T.: Sportmedizin. Arbeits- und Trainingsgrundlagen. Stuttgart 1990

18 Horn, H.-G., Steinmann, H.-J.: Medizinisches Aufbautraining. Stuttgart 1998

19 Hoster, M.: Funktionelle Anatomie als Basis der Rückenschulen. In: Rieder, H., Eichler, J., Kalinke, H.: Rückenschule interdisziplinär. Stuttgart 1993, 30–42

20 Israel, S.: Muskelaktivität und Menschwerdung – technischer Fortschritt und Bewegungsmangel. St. Augustin 1995

21 Janda, V.: Sensomotorische Fazilitationstechniken. Vortrag auf Eurotherapie 1999

22 Kempf, H.-D.: Die Rückenschule. Reinbek 1990, 1995

23 Kempf, H.-D., Schmelcher, F., Ziegler, C.: Trainingsbuch Rückenschule. Reinbek 1996

24 Kempf, H.-D., Schmelcher, F., Ziegler, C.: Trainingsbuch Thera-Band®. Reinbek 1996

25 Kempf, H.-D., Lowis, A.: Fit und schön mit dem Thera-Band®. Reinbek 1999

26 Kempf, H.-D., Trainingsbuch Fitnessball. Reinbek 1997

27 Kempf, H.-D. (Hg.): Rückenschule: Grundlagen, Konzepte und Übungen. Stuttgart 1999

28 Kieser, W.: Wie viele Sätze beim Krafttraining? In: Leistungssport 3/1998, 50–51

29 Klein-Vogelbach, S.: Funktionelle Bewegungslehre. Berlin 1984

30 Krank im Kreuz. In: Der Spiegel 23, 1991

31 Kraus, H.: Rückenschmerzen. München 1980[5]

32 Kunz, H.-R., Schneider, W., Spring, H., Tritschler, T., Inauen, E.U.: Krafttraining. Stuttgart 1990

33 Manniche, C. et.al.: Intensives Muskeltraining in der Therapie chronischer Rückenschmerzen. In: KG-Intern 4/89, 25–29

34 Manniche, C. et.al.: Intensive dynamic back exercises for chronic low back pain: a clinical trail. In: Pain 47, 1991, 53–63

35 Mellerowicz, H., Meller, W.: Training. Biologische und medizinische Grundlagen und Prinzipien des Trainings. Berlin 1980

36 Olivier, N., Auguste, C., Klippel, S.: Kraft-Dehnungsverhalten von Thera-Bändern. Augsburg 1998

37 Preibsch, M.: Muskelfunktionsprüfung. Unveröff. Manuskript 1995 o. O.

38 Radlinger, L., Bachmann, W., Homburg, J., Leuenberger, U., Thaddey, G.: Rehabilitatives Krafttraining. Stuttgart 1998

39 Reinhardt, B.: Der Ball aus der Sicht des Orthopäden. In: Die Säule 4/1998, 20–25

40 Rieder, H., Huber, G., Wehrle, J.: Sport mit Sondergruppen. Schorndorf 1986

41 Roth, K.-D.: Koordination – Koordinative Fähigkeiten. In: Eberspächer, H. (Hg.): Handlexikon Sportwissenschaft, 191–199. Reinbek: Rowohlt, 1992

42 Schneider, W., Seidenspinner, D., Staniczek, B.: Medizinische Trainingstherapie bei Erkrankungen der Lendenwirbelsäule. In: Krankengymnastik 1/1997, 36–52

43 Schmidtbleicher, D.: Grundlagen des Krafttrainings. In: Beuker (Hg.): Fitness Heute. Standortbestimmungen aus Wissenschaft und Praxis. Erkrath 1993, 72–78

44 Schmidtbleicher, D.: Motorische Beanspruchungsform Kraft – Definition und Trainierbarkeit. In: von Ow, D., Hüni, G. (Hg.): Muskuläre Rehabilitation. Erlangen 1987, 62–85

45 Spring, H., Dvorak, J., Dvorak, V., Schneider, W., Tritschler, T., Villinger, B.: Theorie und Praxis der Trainingstherapie. Stuttgart 1997

46 Starischka, S.: Sportmotorische Tests für Fitnesstrainings. In: Beuker (Hg.): Fitness Heute. Standortbestimmungen aus Wissenschaft und Praxis. Erkrath 1993, 42–53

47 Tilscher, H., Eder, M.: Der Wirbelsäulenpatient. Rehabilitation Ganzheitsmedizin. Berlin 1989

48 Tittel, K.: Beschreibende und funktionelle Anatomie des Menschen. Stuttgart 1989

49 Tittel, K.: Rückenschule ist mehr als nur die Schulung des Rückens. In: Die Säule 6, 10/1996, 10–14

50 Weineck, J.: Sportanatomie. Erlangen 1981

51 Weineck, J.: Sportbiologie. Erlangen 1988

52 White, A. A.: Das Kreuz mit dem Kreuz. München 1994

53 Wick, C., Stanek, D., Puta, C.: Differenzierte Rückenschule: Sekundär- und Tertiärprävention. In: Kempf, H.-D. (Hg.): Rückenschule. Grundlagen, Konzepte, Übungen. Stuttgart 1999

54 Wirhed, R.: Sport-Anatomie und Bewegungslehre. Stuttgart 1988

Der Autor

Hans-Dieter Kempf, Jahrgang 1960, studierte Physik und Sportwissenschaft an der Universität Karlsruhe. Er entwickelte 1986 die Karlsruher Rückenschule, ist Mitbegründer und Vorstandsmitglied des bundesweiten Forums Gesunder Rücken – besser leben e. V. und war/ist maßgeblich beteiligt am Aufbau und der Weiterentwicklung der Rückenschulbewegung in Deutschland. Neben seiner selbständigen Tätigkeit als Trainer, Projektleiter und Unternehmensberater in den Bereichen Ergonomie und Gesundheitsförderung ist er als Referent und

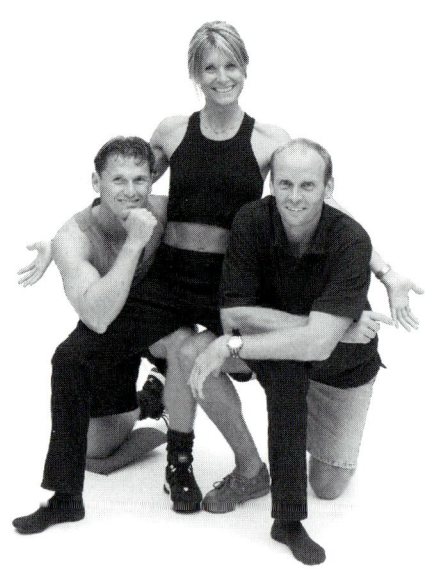

Lehrbeauftragter für zahlreiche Institutionen im Inland und Ausland tätig. Im Rowohlt Taschenbuch Verlag sind bereits von ihm erschienen: Die Rückenschule (Nr. 19793), Rückenschule für Kinder (Nr. 19338), Trainingsbuch Rückenschule (Nr. 19960), Trainingsbuch Thera-Band (Nr. 19452), Trainingsbuch Fitnessball (Nr. 19464), Fit und schön mit dem Thera-Band (Nr. 19479), Krafttraining mit dem Thera-Band (Nr. 19484), Die Herzschule (Nr. 61009), Der Hantel-Krafttrainer (Nr. 61013), Fit und schön mit Hanteln (Nr. 61020). Seine Bücher sind in mehrere Sprachen übersetzt.

Bildquellen: S. 14, 15: Kurt Tittel: Beschreibende und funktionelle Anatomie des Menschen. Urban & Fischer Verlag, München 1999. 13. Aufl.

S. 11–13: H. D. Kempf: Die Rückenschule. Reinbek 1990/1999